L'HYGIÈNE PUBLIQUE

A TRAVERS LES AGES

L'HYGIÈNE PUBLIQUE

A TRAVERS LES AGES

PAR

Henri DELAUNAY

INGÉNIEUR DES ARTS ET MANUFACTURES
MEMBRE DE LA SOCIÉTÉ DE MÉDECINE PUBLIQUE
ET DE GÉNIE SANITAIRE

PARIS
VIGOT FRÈRES, ÉDITEURS
23, PLACE DE L'ÉCOLE DE MÉDECINE, 23

1906

L'HYGIÈNE PUBLIQUE

A TRAVERS LES AGES

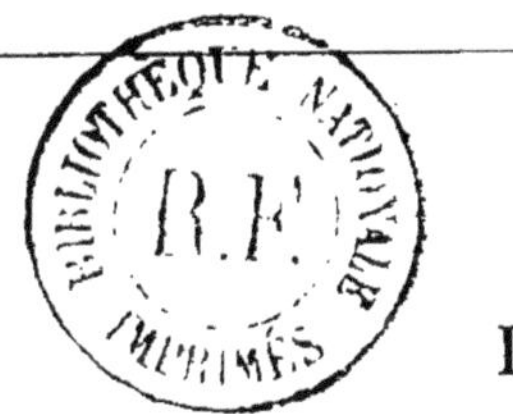

I

L'hygiène aux temps préhistoriques

On est convenu de dire que la médecine est aussi vieille que le monde, ne pourrait-on pas en dire autant de l'hygiène !

Les hommes primitifs avaient assurément leur hygiène, fruste sans doute, mais dont les découvertes de l'archéologie préhistorique nous permettent de nous faire idée. Le soin qu'ils prenaient relativement au choix de l'emplacement des villes et le souci que leur causait l'ensevelissement des morts, dont la science nous a transmis les divers modes, ne sont-ils pas là pour l'attester !

Dès le début, les hommes éprouvèrent la nécessité de se grouper pour vivre en commun, ce n'est pas seulement parce que l'espèce humaine est essentiellement sociable, mais aussi parce qu'un instinct de sécurité les poussait à se protéger mutuellement.

Du jour où ces tribus ou collectivités cessèrent de vivre en nomades sous la tente pour se construire des abris fixes, la ville fut fondée.

Il est logique de supposer avec Bertin-Sans, que les premiers cadavres humains durent être abandonnés sur le sol, recouverts de branchages. Mais on peut penser aussi que les exhalaisons qui se dégageaient de ces cadavres, ou le danger qu'ils présentaient, en attirant les bêtes féroces près du campement, amenèrent les survivants à leur donner une sépulture. Celle-ci, probablement sous l'influence des croyances religieuses, et aussi pour répondre aux besoins de l'hygiène, prit des formes diverses. Les cadavres primitivement déposés dans des grottes funéraires comme celles d'Aurignac, de Cro-Magnon, de Solutré, etc... pendant *la Période Glaciaire*, furent, à l'époque de la *Pierre Polie*, placés dans des Tumuli, dont les Dolmens et les Menhirs de la Bretagne comme les Cromlechs du Danemark et de la Suède ne sont que des variantes. Dans la suite on demanda au feu des garanties contre les exhalaisons méphitiques et Valdemar Smith put constater dans les Dolmens du Danemark les traces du feu qui y avait été allumé. Plus tard enfin, à l'*âge du Bronze*, puis *du Fer*, les dépouilles mortelles tour à tour inhumées et incinérées furent finalement renfermées dans des urnes.

II

L'hygiène chez les Hébreux.

Moïse s'est révélé dans le Pentateuque comme un véritable hygiéniste. Comme tous les fondateurs ou prophètes des religions orientales, il identifia l'hygiène avec la prière, montrant ainsi l'importance qu'il attachait aux soins corporels si nécessaires sous les chaudes latitudes où vivait son peuple (1). C'est à ce souci que l'on doit rattacher la pratique de la circoncision. Moïse ne négligea aucun des détails de l'hygiène. Il défendit, non seulement de consommer la viande des animaux morts de maladies, mais même celle du porc et de certains poissons, comme le feraient de nos jours les dermatologistes. Il fit interdire, par les lois religieuses, les mariages consanguins dans le but de conserver la pureté de la famille et la vigueur de la race. Il redoutait pour son peuple la prophylaxie des maladies contagieuses et, en particulier, celle de la lèpre ; il édicta en conséquence des prescrip-

1. La Bible est remplie de prescriptions relatives aux ablutions.

tions très énergiques contre ceux qui en étaient atteints et ordonna les mesures à prendre pour assurer la désinfection des locaux qui avaient été contaminés. Il réglementa la salubrité des camps et des villes, des maisons et des édifices publics, fit creuser des réservoirs et des citernes à Jérusalem pour recueillir l'eau de la pluie et fit disposer des puits sur le passage des caravanes.

Nous connaissons peu de choses relativement aux rites funéraires des Hébreux, si ce n'est qu'ils ensevelissaient leurs morts et que les inhumations avaient toujours lieu hors des murs des villes.

III

L'hygiène chez les Grecs.

Les Grecs savaient distinguer l'hygiène de la médecine, nous en avons comme preuve la racine même du mot qui est grecque (1) et ce fait que dans leur mythologie, au milieu de leurs demi-dieux et de leurs héros, ils avaient fait une place distincte à la déesse de l'hygiène, Hygie, fille d'Esculape.

L'idée de Lycurgue, au point de vue de l'hygiène, fut de doter sa patrie d'hommes forts et bien portants ; ne le fallait-il pas, en effet, pour que les 32.000 citoyens de Sparte puissent maintenir sous le joug leurs 340.000 esclaves ?

L'individu se trouvant subordonné à l'État, ainsi que le fait remarquer Fustel de Coulanges dans ses profondes études sur la cité antique, la raison d'État conduisit à décréter l'élimination dès la naissance des individus débiles et mal constitués, et à abandonner aux esclaves les travaux manuels pour ne pas exposer les citoyens aux insalubrités professionnelles.

1. Hugianein : se bien porter.

Les jeunes Spartiates recevaient une nourriture fortifiante et sobre (*brouet noir*) et leur éducation toute spéciale comprenait surtout des exercices physiques. Les jeunes filles elles-mêmes n'en étaient pas exemptes et cela contribua à faire des Lacédémoniennes les femmes les plus fortes de la Grèce.

Les résultats de leur éducation frappèrent les autres Grecs qui ne tardèrent pas à suivre leur exemple, et la Gymnastique devint le plus estimé de tous les arts. Dans les divers pays où ils allèrent coloniser, sur les côtes de la Méditerranée ou de la mer Noire, les Grecs élevèrent toujours des gymnases, de sorte qu'on peut dire qu'on reconnaissait une ville grecque au milieu des populations barbares à ce qu'elle possédait, en général, près d'une source, cette grande construction carrée contenant des bains et des salles d'exercices et entourée de portiques et d'allées où les citoyens prirent l'habitude de venir causer et se promener et qui devint, dans la suite, un lieu de réunion pour les oisifs.

Il faut cependant reconnaître que vers les ve et IVe siècles avant Jésus-Christ l'hygiène devint plus rationnelle et surtout plus scientifique. Une grande part de ce progrès revient à Hippocrate (460-380 av. J.-C.) que les Anciens vénéraient à l'égal d'un demi-dieu et qui ne fut peut-être qu'un pseudonyme sous lequel se cache toute une pléiade de médecins. Se préoccupant non pas tant de guérir, que d'éviter la maladie, il mériterait pour cette cause le nom de « Père de l'Hygiène » ; ce qui est certain, c'est que le premier il étudia l'hygiène dans toute sa généralité, recherchant l'influence des climats, des saisons, de la chaleur et de l'humidité sur la santé, ainsi que l'origine contagieuse de certaines maladies. Pour éviter le danger des épidémies, il enseigna à ses concitoyens le meilleur emplacement à donner aux villes au point de vue de l'orientation et de la direction des vents dominants.

Nous savons malheureusement peu de choses relativement à l'hygiène publique dans l'antiquité. Les écrits des historiens et les fouilles archéologiques nous permettent d'établir que les cités antiques étaient entourées d'un mur percé de portes monumentales (1). Les maisons s'entassaient un peu au hasard autour des temples et des lieux de réunions publiques, et les rues ou plutôt les chemins ne furent au début que les espaces libres laissés entre elles pour y parvenir. La circulation des chars du reste insignifiante se faisait difficilement sur ce sol non pavé et inégal, dégradé le plus souvent par un ruisseau placé au milieu pour l'écoulement des eaux ménagères, car Athènes elle-même ne possédait pas d'égouts !

1. Les murs de Babylone avaient 80 mètres de haut e 21 mètres de large.

Quant aux maisons, elles présentaient, en général, une façade uniforme, constituée par un grand mur sans fenêtre, percé seulement d'une porte massive. Les appartements des hommes étaient distribués autour d'une cour intérieure ; celui des femmes en était distinct et situé à la suite ou quelquefois au-dessus quand l'espace manquait.

En plaçant chaque fontaine sous la protection d'une divinité, les premiers Grecs soupçonnèrent ils l'importance de l'eau ? Ce qui est certain c'est que des hommes tels qu'Aristote, Platon et Thémistocle, qui, au dire de Plutarque, étaient inspecteur des eaux à Athènes, employèrent toute leur influence pour doter les villes d'un approvisionnement d'eau pure aussi considérable que possible, en faisant construire des citernes et creuser des puits partout où l'eau de source faisait défaut.

Schliemann a trouvé à Mycène les ruines d'une conduite d'eau et Hérodote nous parle d'une canalisation souterraine de 1295 mètres qui fut construite de son temps à Samos. Ces canalisations n'étaient assurément pas les premières (1) ; on est même en droit de penser

1. Au dire de Fonssagrives, Ninive et Babylone possédaient déjà d'immenses égouts, et l'Archéologue anglais Layard a même retrouvé les vestiges des tuyaux qui les auraient fait communiquer avec les maisons.

Nous n'avons pas besoin de rappeler que les Égyptiens

avec Bechmann que les « Grecs savaient distribuer l'eau au moyen de conduites en bois, en poterie et en plomb, munies de robinets en bois ou en métal. »

Avant d'aborder la question de la sépulture chez les Grecs, rappelons que les Égyptiens avaient employé l'inhumation. Si les personnages de distinction étaient embaumés et leurs momies déposées avec pompe dans des sarcophages, il n'en était pas de même pour les gens du peuple qui étaient simplement mis en terre, le plus souvent même dans des fosses communes. Quelquefois comme aux nécropoles de Thèbes et de Persépolis, les corps furent déposés dans des tombes creusées dans le roc, mais ce fut l'exception.

Quant aux Perses, ils pratiquaient l'inhumation, nous dit Hérodote, mais dans des conditions particulières : Ils exposaient les cadavres dans des lieux écartés pour laisser les oiseaux en dévorer la chair, puis ils ensevelissaient les squelettes après les avoir enduits de cire (1).

Les Grecs ont pratiqué l'inhumation et la crémation. Celle-ci en usage dès la plus haute

étaient passés maîtres dans les travaux d'irrigation et, que, dans leurs grandes villes, ils avaient des égouts dont l'entretien était effectué par les criminels.

1. Cette coutume existe encore chez les Parsis de l'Inde, qui pratiquant comme les Perses la religion de Zoroastre, exposent de même leurs morts dans des endroits réservés tels que la Tour du Silence à Bombay.

antiquité, ne fut guère employée que pour les soldats ou les voyageurs. En effet en temps de guerre les corps des soldats morts pour la patrie étaient incinérés sur le champ de bataille, et les cendres recueillies dans une urne et rapportées dans leur ville natale pour y recevoir une sépulture. La pratique généralement employée était celle de l'inhumation. Au début les citoyens étaient enterrés dans leurs propriétés à proximité de la maison dans laquelle ils avaient vécu, mais on ne tarda pas à en reconnaître les inconvénients et on ensevelit les cadavres hors des villes, dans les faubourgs, le long d'avenues plantées d'arbres qui devinrent des lieux de promenade très fréquentés. On fit cependant exception pour les citoyens qui avaient rendu des services à la patrie; leurs tombes étaient dans l'intérieur de la ville, sur les places publiques, et on leur rendait le culte dû aux héros. Les tombes des particuliers ne se signalèrent primitivement aux passants que par une butte de terre, puis par quelques pierres disposées dessus et finalement par un monument où des sculptures rappelaient la vie du défunt.

IV

L'hygiène à l'époque romaine.

Il est permis de supposer que jusqu'à l'époque impériale l'aspect de la ville de Rome n'eut rien de flatteur. Du reste le tableau que nous en donne Juvénal est peu séduisant. Si les primitives demeures en bois avec un toit en chaume percé d'une ouverture pour laisser la fumée s'échapper s'étaient peu à peu transformées pour devenir des maisons en briques revêtues d'une couche de stuc et badigeonnées, les rues étaient restées fort étroites, fangeuses et irrégulières. Alors même que les édifices publics, groupés pour la plupart autour du forum, faisaient l'admiration des visiteurs, les maisons particulières avaient un aspect pauvre avec leur façade dépourvue d'ornements et percée de rares fenêtres, en général petites et fermées au moyen de volets ou de treillages, car les vitres en verre étaient peu répandues et coûteuses.

Lorsque la renommée de Rome y attira une foule de paysans, d'esclaves et d'étrangers, la population devint très dense et souffrit alors du surpeuplement. Pline évaluait cependant son enceinte à 20 kilomètres.

Le chiffre de la population en 159 était de 338.314 citoyens ; sous César, il s'éleva à 450.000. Entre Auguste et Trajan, Wittersheim estime qu'elle aurait atteint un million et demi. Fonssagrives donne comme densité de cette population 40.000 habitants par kilomètre carré, ce qui fait le double de Paris. Pour loger toute cette populace, comme le prix du terrain augmentait, on fut forcément amené à ajouter peu à peu des étages aux habitations. Beaucoup de ces maisons étaient bâties sur les pentes des collines et présentaient d'un côté l'aspect élevé d'une tour, tandis que de l'autre, elles n'avaient que deux ou trois étages. C'est à l'étage supérieur de ces maisons (*cœnaculum*) que les familles pauvres venaient s'entasser dans des mansardes sordides (1). Souvent comme cela se produisit au moyen âge, chaque étage faisait saillie sur l'étage inférieur, de sorte que les derniers semblaient suspendus au-dessus de la rue qu'ils surplombaient. L'incendie que Néron alluma en 64, eut pour résultat de faire rebâtir certains quartiers de la ville dans des conditions plus hygiéniques ; peu à peu on donna aux rues ou voies une largeur

1. On cite un pauvre poète qui vivait au temps de l'Empire qui avait plus de deux cents marches à monter pour gagner sa mansarde.

plus grande pour permettre la circulation des voitures. Même au temps des Césars, les chars lourdement chargés ne pouvaient s'aventurer facilement que dans deux d'entre elles. Les voies romaines se composaient d'une chaussée (*agger*) fortement bombée, pavée de grosses pierres ou dalles (1), polygonales reposant sur un béton déposé lui-même sur une couche de pierres fortement damée. Cette chaussée était bordée de chaque côté par un trottoir (*crepido*). Nous n'avons que peu de renseignements relativement à la largeur des rues qui dut varier de 6 à 20 mètres.

Auguste limita l'élévation des façades sur rues à 70 pieds romains, c'est-à-dire à 19 m. 75, ce qui correspond au moins à cinq étages. Néron réduisit cette limite à 17 m. 70 et Trajan à 17 m. 40.

Enfin de belles et luxueuses constructions s'élevèrent le long de ces larges voies et la maison d'habitation parvint à un degré de perfectionnement et de confortable inconnu jusqu'alors. Certes, il y avait eu chez les Chaldéens, les Égyptiens, les Phéniciens et les Juifs des constructions spacieuses dont les ruines découvertes par les archéologues provoquent notre

1. On a retrouvé à Timgad, notre Pompéi tunisienne, des restes de voies romaines ; on a pu constater que les dalles formant la chaussée étaient placées obliquement pour que les roues des chars ne puissent former ornière dans leurs joints.

étonnement et notre admiration, mais c'étaient des palais, la maison d'habitation proprement dite n'y était qu'à l'état d'ébauche. Rudimentaire encore chez les premiers Grecs, elle y subit avec le temps d'importantes modifications pour atteindre chez les riches Romains un confortable qui n'eut rien à envier à nos belles constructions modernes.

Comme le dit Bertin-Sans, les ruines des villas d'Herculanum et de Pompéi sont là pour attester des progrès réalisés, tels que la multiplicité des appartements, l'affectation des pièces spéciales à chaque opération de la vie domestique, leur indépendance et leur isolement absolu, l'attribution d'une chambre à coucher distincte à chacun des habitants, la réduction de la maison à un seul étage, la dissémination des appartements sur une large surface, et la présence de grandes cours et de vastes jardins.

Naturellement la maison romaine ne parvint pas du premier coup au degré de perfection qu'elle atteignit, par exemple, au temps d'Auguste. Pendant plusieurs siècles, jusqu'à la fin de la République, la maison du Romain ne fut qu'une reproduction de la maison étrusque avec son ouverture carrée au milieu de la toiture pour laisser échapper la fumée au dehors et au-dessous dans le sol une autre ouverture correspondant à la première et qui était destinée à recueillir l'eau de pluie qu'une rigole déversait au dehors. Cette habitation primitive, très simple comme on peut s'en rendre compte, portait le nom d'*atrium*, l'ouverture de la toiture par laquelle pénétrait la lumière mais aussi la pluie s'appelait le *compluvium* et le petit bassin qui la récoltait, l'*impluvium*. Mais bientôt sa situation s'améliorant, le Romain ne se contenta plus de cette pièce unique, et plusieurs petites pièces servant de chambres furent ajoutées des deux côtés de l'*atrium*, qui resta le lieu de réunion de la famille avec l'autel des dieux Lares près l'*impluvium*. Au fond de l'*atrium* en face de la porte d'entrée, se trouvait le *tablinum* où le maître de la maison serrait ses papiers et les documents relatifs à l'histoire de la famille. Des deux côtés du *tablinum* dans les *alæ*, sortes d'alcôves ou armoires ouvertes on rangeait les « Masques en cire qui étaient moulés sur le visage des ancêtres décédés pour mieux rappeler leurs traits et que des acteurs portaient, ainsi que le dit Martha, pour représenter les aïeux aux funérailles de leurs descendants ». Plus tard, au temps d'Auguste, le besoin de confortable poussa le riche Romain à rejeter ses appartements particuliers à la suite de l'*atrium*, derrière le *tablinum*. Cette partie réservée à la famille, comprenait une série de chambres s'ouvrant sur une cour largement éclairée au milieu de laquelle était une piscine entourée de colonnes, le *peristylum*.

L'*atrium* devint alors le quartier des serviteurs ; les pièces qui y étaient contiguës cessèrent d'être des chambres pour devenir des magasins. Le maître se tenait en général dans le *tablinum*, d'où il pouvait surveiller facilement toute sa maison.

La maison romaine était tout en profondeur, la façade sur la rue était exiguë, recouverte, le plus souvent, de couleurs vives et percée d'une porte et de rares fenêtres.

L'intérieur était moins sobre que l'extérieur, les murs y étaient peints de couleurs éblouissantes dans les maisons modestes et ornés de fresques dans les riches villas.

Si le sol des maisons pauvres était formé de terre battue ou de béton, celui des villas était dallé en marbre ou en mosaïque représentant les sujets les plus divers. Sur le pavé du vestibule donnant accès dans l'*atrium* se détachaient le *Salve* (salut) et le *Cave Canem* (1) (prends garde au chien) traditionnels.

Ainsi que nous l'avons dit, la ville romaine n'avait habituellement qu'un rez-de-chaussée surmonté d'une terrasse. Il était rare qu'elle eût un premier étage, mais elle n'était jamais plus élevée (2).

1. Représenté quelquefois en mosaïque par un chien à l'attache.

2. Pour les détails se reporter à : Martha (*Manuel d'arcéhologie étrusque et romaine*).

Pline le Jeune décrivant à son ami Gallus sa villa de Laurente, lui expliquait « qu'un système de canalisation conduisait et distribuait dans les diverses pièces une vapeur tempérée au degré favorable »... Faut-il y voir le point de départ du calorifère ?

Non seulement beaucoup de maisons de riches Romains étaient entourées de jardins, mais sous les Césars les principales d'entre elles possédaient de véritables parcs. Le Champ de Mars lui-même était traversé par des avenues de platanes et de lauriers. Ces plantations contribuèrent à l'ornementation de la ville avec les monuments qui s'élevaient de toute part, tels que : portiques, bibliothèques, théâtres, ponts, aqueducs et thermes. Nous allons parler de ces derniers.

Quoique l'usage des bains remonte à la plus haute antiquité et que la plupart des religions les aient imposés en signe de purification, ou simplement comme soin de propreté, on peut dire qu'ils ne commencèrent à prendre une certaine importance que chez les Grecs (1). Il exista bien dans la Rome antique des maisons de bains publics comprenant deux pièces, l'une pour le bain froid et l'autre pour le bain chaud, mais elles n'étaient que peu fréquentées. A l'époque de la seconde guerre punique, on com-

1. Au XIXe chant de l'*Odyssée*, Homère fait regretter à Ulysse les bains dont il est privé.

mença à construire des bains dans le genre de ceux qui étaient annexés aux Gymnases grecs ; ces établissements ne tardèrent pas à avoir une grande vogue et se multiplièrent rapidement.

A lui seul, Agrippa, l'ami d'Auguste en fit construire cent soixante-dix. Les Thermes devinrent dans la suite de vrais monuments et acquirent une grande importance dans la vie des Romains qui y accouraient en foule lorsque les cloches annonçaient leur ouverture vers la huitième heure (1). Les ruines que l'on a retrouvées dans les différentes villes de l'Italie et particulièrement celles de Pompéi permettent de s'en faire une idée assez exacte, nous allons en donner la description :

Les Thermes devaient contenir cinq salles :

1° Le *Tepidarium* ou bain tiède, qui comprenait plusieurs bassins dont un fort grand dans lequel on descendait par des degrés de marbre ; sur un des côtés il y avait des accoudoirs pour ceux qui ayant fini de prendre le bain désiraient se reposer et y venir causer avec leurs compagnons.

2° Le *Caldarium* ou bain chaud, où on passait en sortant du *Tepidarium*. Le bain fut pris au début dans des baignoires, puis finalement dans une piscine à gradins de marbre. Cette

1. La huitième heure correspondait à peu près à une heure de l'après-midi.

pièce étant celle qui devait recevoir le plus de chaleur, aussi le calorifère de l'établissement était-il placé directement au-dessous ; les autres salles étant chauffées au moyen de tuyaux de poteries disposés dans les murs.

3° Le *Frigidarium* ou bain froid, contenait une grande piscine de marbre dans laquelle on se plongeait en quittant le bain chaud.

4° L'*Unctorium* où l'on faisait aux baigneurs les frictions et les massages venait ensuite. Une foule d'esclaves étaient affectées tout spécialement au service de cette salle, c'étaient les *Fricatores* qui frictionnaient la peau et en activaient la circulation en la raclant avec des grattoirs ou spatules en ivoires, les *Tractatores* qui pétrissaient les muscles, les *Apilarii* qui épilaient le corps et les *Unctores* qui l'enduisaient d'huiles parfumées.

La cinquième salle, qui portait le nom de *Laconicum*, était une étuve sèche chauffée par un grand poêle. Un grand bouclier d'airain que l'on montait ou descendait à volonté permettait de diminuer ou de concentrer la chaleur.

Le plus souvent l'ensemble était complété par un gymnase grec comprenant des portiques et des jardins [1]. Il ne faut pas oublier, en effet, qu'à côté de leur rôle utilitaire et hygiéni-

1. Les Thermes de Rome contenaient même des bibliothèques.

que, les Thermes sont dans une ville romaine ce que le Gymnase est dans une ville grecque : un lieu de rendez-vous pour les oisifs ! Pline nous raconte que certains Romains prenaient jusqu'à sept bains par jour, ce qui revient à dire qu'ils devaient passer au bain la plus grande partie de leur temps.

Le nombre des Thermes de Rome était de quinze à l'époque de Constantin. Publius Victor évalue à huit cent cinquante-six le nombre des établissements de bains publics ou privés qui existaient dans la Rome impériale.

L'entrée des bains publics n'était que de un quadrans ce qui correspond à un centime de notre monnaie [1] ; celle des établissements tenus par des particuliers était plus élevée.

Pour donner une idée de l'importance des Bains publics à Rome, nous rappellerons que les Thermes d'Agrippa couvraient une surface de 36.000 mètres carrés ; ceux de Caracalla, une surface six fois plus vaste, avec 1600 baignoires et qu'enfin, ceux de Dioclétien, avec leurs 3.000 baignoires, dépassaient tout ce qu'on peut imaginer.

Pour alimenter les 130 réservoirs, les 105 fontaines publiques et les 700 abreuvoirs de Rome on dut capter les sources les plus importantes de la Sabine. Cette eau, qui était destinée en

1. Voir Wilkins. *Antiquités romaines.*

grande partie à alimenter les bains publics, était amenée dans des canalisations en pierre ou en briques recouvertes de dalles pour pouvoir les visiter facilement quand elles s'engorgaient, ce qui leur arrivait fréquemment. Leur intérieur était revêtu d'une couche de ciment. Souvent ces canalisations furent remplacées par des tuyaux en poterie de 0 m. 10 à 0 m. 15 de diamètre. Parfois trois canalisations séparées par des cloisons en maçonnerie, étaient supportées par le même système d'arcades.

Bechmann qui a évalué à 1.200.000 mètres cubes le débit fourni en vingt-quatre heures par les aqueducs, dont les ruines sillonnent encore la campagne romaine (1), estime que cette quantité d'eau, s'il n'y avait eu de nombreuses fuites dans les canalisations, aurait été plus que suffisante pour alimenter amplement la population de Rome. Malheureusement une grande partie était accaparée par les Thermes où elle était gâchée ; elle était donc perdue sans avoir donné toute l'utilisation qu'on aurait pu en attendre. Enfin à l'exception des conduites qui amenaient l'eau dans les plus riches villas où elle servait à alimenter des rivières artificielles et des étangs regorgeant de lamproies, on peut dire

1. Rome est, encore à l'époque actuelle, alimentée par les aqueducs anciens, mais malgré les réparations dont ils ont été l'objet, leur débit n'est plus que le dixième de ce qu'il était sous l'Empire.

qu'il n'y avait pas, à proprement parler, de distribution d'eau potable chez les particuliers qui devaient aller en chercher aux fontaines publiques. Cette profusion d'eau qui aurait pu être utilisée pour le plus grand profit de l'hygiène, ne servait donc qu'à satisfaire le luxe de quelques-uns qui jouissaient de la faveur de voir les fontaines et les jets d'eau de leurs jardins constamment alimentés d'eau pure.

A l'exemple de Rome, toutes les villes de l'Empire furent pourvues d'eau, le célèbre pont du Gard, et parmi les plus connus les aqueducs de Ségovie, de Nîmes, etc... sont là pour attester de la magnificence des constructions de l'époque. A Lutèce, en particulier, on a retrouvé les ruines de deux aqueducs contemporains de César. Les ruines de l'un d'eux qui amenait les eaux des sources d'Auteuil dans deux bassins situés à l'emplacement actuel du Palais-Royal ont été retrouvées en 1734 par Buache au bas de Chaillot (1).

Dès le début les Romains jetèrent directement leurs immondices dans le Tibre, ce ne fut que plus tard qu'ils construisirent des égouts qui s'y déversèrent. Il était défendu de déposer des ordures sur les places publiques ou dans les rues ; les vidanges s'effectuaient la nuit au moyen de voitures appropriées et le tout était

1. Voir *l'Encyclopédie d'Hygiène et de Médecine publique.*

versé dans des égouts aboutissant au Cloaca Maxima dont la construction remonte à Tarquin l'Ancien. Pour en effectuer plus facilement le nettoyage, Agrippa y fit passer une colonne d'eau (1).

On a pu retrouver dans les ruines des maisons de Pompéi l'emplacement réservé aux latrines et aux W. C. et il est permis de supposer que la plupart des habitations en étaient pourvues. Ce qui est plus certain, c'est que les villes un peu importantes de l'Empire avaient des lieux d'aisance publics, qui n'étaient pas toujours gratuits, puisque des particuliers et même l'Empereur Vespasien tiraient un revenu de ces édicules.

On pratiqua à Rome la crémation et l'inhumation, mais dans l'un comme dans l'autre cas les tombeaux furent rejetés hors des murs de la ville. De la maison mortuaire le cortège se rendait au Forum où on prononçait des discours rappelant les qualités du défunt, puis de là au tombeau de famille où on plaçait le corps sur un bûcher préparé à l'avance et auquel on mettait le feu. On recueillait ensuite les cendres sur lesquelles on versait du vin et on les enfermait dans une urne (*olla*) que l'on plaçait dans une

1. Agrippa nomma une commission chargée de veiller au bon fonctionnement des égouts et on dépensa d'un seul coup une somme équivalant à 4 millions 1/2 de notre monnaie pour approfondir le lit du Tibre et réparer les égouts de la ville.

des niches du tombeau. Quelquefois au lieu d'incinérer le corps on le mettait dans un cercueil qui était inhumé. Les citoyens pauvres étaient enterrés très simplement et par mesure d'économie la cérémonie se faisait la nuit. Il y avait sur le mont Esquilin un cimetière public qui leur était destiné.

Vers la fin de la République et sous l'Empire on imagina les *Columbaria,* qui étaient de véritables tombeaux de famille et dans lesquels on pouvait ranger jusqu'à des centaines d'urnes funéraires. Les Columbaria étaient des chambres voûtées dans les parois desquelles on avait pratiqué des niches en rangées horizontales et dont la disposition rappelait celle des colombiers d'où ils avaient tiré leur nom. Tantôt les urnes que l'on plaçait ainsi dans les niches étaient de simples vases, tantôt elles affectaient la forme de bustes représentant les traits des défunts dont les noms étaient inscrits au-dessous. Des ruines de ces constructions funéraires ont été retrouvées le long des grandes voies qui partent de Rome et qui, bien entretenues et plantées d'arbres, comme à Athènes, étaient des lieux de promenade. Les plus célèbres furent la voie *Appienne* sur laquelle était le magnifique tombeau de Cecilia Metella, la voie *Aurelia,* la voie *Flaminia,* la voie *Ostiensis* et surtout la voie *Tiburtina.*

On peut dire que si quelques citoyens obtinrent comme une insigne faveur d'être inhumés au Champ de Mars, ce privilège fut tout à fait exceptionnel et ne fut obtenu chaque fois qu'en vertu d'un sénatus-consulte.

Ces prescriptions hygiéniques qui avaient été si bien observées par les païens ne le furent pas par les chrétiens. Avec eux disparut la pratique si recommandable de la crémation qui fut remplacée définitivement par l'inhumation. Enfin comme ils étaient désireux après leur mort de reposer le plus près possible des autels sous lesquels se trouvaient les reliques des saints, ils arrivèrent après plusieurs efforts infructueux à obtenir sous l'Empereur Constantin l'autorisation d'enterrer leurs morts autour et même dans les églises.

Nous savons par les *Tabula Heracliensis* que toute une série de magistrats municipaux avait été créée dans le but de veiller à la stricte observation de tous les règlements concernant les questions d'hygiène : Les *Cereales* surveillaient les approvisionnements ; les *Curatores aquarum* étaient chargés de la construction et de l'entretien des aqueducs ; les *Curatores cloacarum* avaient la police des immondices et des égouts ; celle des rues était confiée à des cohortes urbaines. On organisa même dans la suite des cohortes de vigiles réparties dans les divers quartiers de Rome pour porter secours dans les incendies et les éteindre.

Nous terminerons ce rapide aperçu en rappelant avec quel soin l'Administration romaine édicta des ordonnances et des prescriptions sanitaires conseillées par des hygiénistes tels que Celse, Arétée et Galien (1) ; si elle n'obtint pas par la stricte observation de ses règlements, tout ce que l'on était en droit d'en espérer, il n'en est pas moins vrai qu'on doit lui être reconnaissant des progrès qu'elle fit faire à l'hygiène publique, surtout si on compare cette période de son histoire avec celle qui la suivit immédiatement.

1. Auguste fit élever à Rome trois statues dédiées à : la *Santé*, la *Concorde* et la *Paix*.

V

L'Hygiène depuis l'invasion des Barbares jusqu'à la Renaissance.

Tandis que Rome se meurt dans l'opulence et les plaisirs, les idées chrétiennes se répandent dans l'Empire et par une sorte de réaction, substituent le souci de sauver l'âme à toute préoccupation matérielle.

Ainsi donc, au moment où les Barbares se précipitaient sur l'Occident saccageant tout sur leur passage, le monde chrétien pas plus que le monde païen n'était en état de leur résister : Le premier, regardant le fléau comme une punition du ciel, ne songeait qu'à s'y soumettre. Le second, trop dépravé et trop corrompu, était incapable du moindre effort pour s'opposer au flot destructeur qui se répandait sur l'Empire romain.

Les premiers chrétiens continuèrent l'œuvre de destruction commencée par les Barbares. S'ils brisèrent un grand nombre de statues, ce qui est regrettable au point de vue de l'art, ils n'hésitèrent pas non plus à démolir, pour le plus grand préjudice de l'hygiène, les Thermes et même les Aqueducs qui leur offraient des matériaux tout préparés pour construire leurs églises. Bon nombre de villes se virent ainsi privées de l'eau pure qui les alimentait au temps de l'Empire romain et furent réduites à n'avoir plus qu'une quantité d'eau insuffisante et la plupart du temps polluée.

On en arriva cependant à souffrir tellement de la souillure des eaux que le roi Dagobert s'en émut et promulgua en 630 une ordonnance qui punissait d'une amende de six sols quiconque troublait ou altérait l'eau d'un puits.

Les seuls traités d'hygiène se résument dans les *Capitulaires de Charlemagne* qui ne sont qu'un vestige de la civilisation romaine; les ouvrages d'Arnauld et Villeneuve (1350) et les préceptes de l'*École de Salerne* qui constituent comme un recueil d'hygiène en vers latins. Parmi les rares travaux exécutés nous citerons: l'aqueduc du Pré-Saint-Gervais qui alimentait la fontaine de ce nom et l'aqueduc de Belleville. Mais ces travaux sont très inférieurs à ceux de l'époque romaine. « Philippe-Auguste, en achetant en 1182, la foire Saint-Laurent qui, alors appartenait au prieuré de Saint-Lazare, se réserva une partie des eaux du Pré-Saint-Gervais. » (Belgrand.)

Les deux fontaines des Halles et des Innocents (1274) étaient alimentées par l'eau du Pré-Saint-Gervais (Bonamy.)

En 1457 le Prévôt des échevins de Paris

répara une partie de l'aqueduc de Belleville ainsi qu'en fait foi une inscription trouvée sur un regard ; mais il faut reconnaître que ces deux aqueducs sont des exceptions.

Pour tout égout, la plupart des villes n'avaient que leurs ruisseaux, bien qu'elles en possédassent, remontant à l'époque gallo-romaine, qu'il aurait été le plus souvent facile de réparer, mais comme ils s'étaient obstrués, on avait fini avec le temps par perdre la notion non seulement de leur tracé, mais même de leur existence.

VI

L'Hygiène depuis la Renaissance jusqu'à la fin du XVIIe siècle.

Si la Renaissance mérite bien son nom pour les Lettres, les Arts et les Sciences, elle le mérite moins pour l'hygiène. A peine peut-on trouver quelques savants qui se soient occupés de la question, tels que Dubois, Cornaro, Cardan, Riolan, Sennert et Sanctorius surtout, qui appliqua le thermomètre à l'étude de la chaleur des corps.

Les Administrations de cette époque ne suivirent pas l'exemple donné par l'Administration romaine et ne publièrent aucune ordonnance se rapportant aux questions de salubrité, alors que la chose aurait été si nécessaire pour donner aux populations sinon des principes et des habitudes d'hygiène, du moins de propreté !

Les villes du moyen âge étaient loin de satisfaire aux conditions de l'hygiène. Construites à un moment où il fallait avant tout se protéger contre les bandes armées qui parcouraient les grands chemins, elles avaient été bâties à l'ombre du château féodal ou du monastère et enveloppées, d'une muraille fortifiée qui devait nuire à leur développement dans l'avenir. Nous ne pouvons mieux faire que de citer ici la définition que donne J. Rochard de la ville de cette époque : « chacun se serrait contre son voisin. Les maisons s'entassaient autour de l'église qui les dominait toutes et semblait les protéger. Pour occuper le moins de place possible, elles s'accolaient par leurs plus larges surfaces et ne présentaient à la rue qu'un étroit pignon dont les étages surplombaient de telle sorte que les toits semblaient près de se toucher. De la ruelle étroite qui serpentait entre ces édifices sombres, on n'apercevait qu'une étroite bande de ciel (1). » Les rues étaient mal pavées, beaucoup même ne l'étaient pas. Au dire de M. H. Baas (2), Francfort-sur-le-Mein, qui était cependant une ville importante n'eut sa première rue pavée qu'en 1399.

Au milieu des rues serpentait un ruisseau fangeux dans lequel les habitants venaient déverser leurs eaux ménagères. Par les jours d'orage ce ruisseau se transformait en torrent et pour traverser la rue on jetait une planche en guise de pont, sur lequel suivant Boileau, *le plus hardi laquais ne marchait qu'en tremblant.*

1. J. Rochard, *Questions d'hygiène sociale*. Paris, 1891.
2. H. Baas, *Zur Geschichte der offentlichen Hygiene*

Les puits, mal entretenus, étaient souvent à proximité des ruisseaux, enfin pour augmenter encore l'insalubrité, les municipalités avaient laissé s'installer au milieu des maisons d'habitation des industries insalubres et nauséabondes et même des cimetières alors qu'il aurait fallu les reporter hors des villes. Une population ignorante des soins de propreté les plus élémentaires vivait entassée dans ces demeures où l'air et la lumière pénétraient, comme à regret, à travers des petits carreaux où le papier huilé remplaçait le plus généralement les vitres de verre, dont le prix était encore élevé. Comment s'étonner, dans ces conditions, des ravages que faisaient, à cette époque, les épidémies lorsqu'elles venaient à éclater dans des foyers si aptes à leur éclosion et à leur propagation. Les pestes de 1348 et celles qui suivirent sont là pour l'attester !

VII

L'Hygiène de la fin du XVIIe siècle au commencement du XIXe

Un moment vint enfin où l'on songea à enrayer les terribles fléaux épidémiques qui, de temps en temps, s'abattaient sur les principales villes et sur Paris en particulier, sous le nom de feu sacré, mal des ardents, feu de saint Marcel, feu d'enfer, grande peste et mort noire. En l'espace de quatre années le nombre des décès avait atteint en Europe le chiffre effrayant de 77 millions !

Les pouvoirs publics s'en émurent et l'on doit à Louis XIV le règlement général du 30 avril 1663, édicté sur l'initiative de la Reynie pour veiller à l'entretien des rues et des parcs. Afin d'améliorer l'état sanitaire de la Capitale, la charge de Lieutenant général de la police fut créée en 1667, puis on lui adjoignit des sortes de comités d'hygiène dans lesquels on fit entrer des gentilshommes pour rehausser de leurs noms l'éclat de ces assemblées. On peut dire que c'est de cette époque que date l'hygiène publique en France, en effet, la surveillance sanitaire s'étendit peu à peu aux professions délétères, aux industries dangereuses, au méphitisme des égouts, à la voirie qui avait été si défectueuse jusqu'à ce jour et aux cimetières. Ceux-ci restèrent encore la plupart du temps englobés dans l'intérieur des villes, mais les inhumations furent l'objet de soins tout particuliers inconnus jusqu'alors.

Sous l'influence d'hygiénistes tels que Fabrice de Hilden, d'Hoffmann, de Boerhaave, de Tissot, de Hallé, etc., des ordonnances furent édictées pour lutter contre les épidémies dont quelques-unes comme la peste de Marseille, firent de si grands ravages, et contre les épizooties qui ruinaient nos agriculteurs. La vente des aliments et des boissons fut soumise enfin à une réglementation dont on avait perdu le souvenir depuis la chute de l'Empire romain. A l'étranger des mesures analogues étaient prises, et on peut citer une ordonnance de police parue en 1677 à Francfort-sur-le-Mein pour prescrire le nettoyage des rues deux fois par semaine après le marché, et d'autres relatives au nettoyage des puits et des conduites d'eau (1).

Malgré toutes ces améliorations, bien des choses restaient encore à faire dans les diverses branches de l'hygiène, car nous sommes encore au temps où les hôpitaux étaient telle-

1. *Encyclopédie d'hygiène et de médecine publique.*

ment encombrés qu'à l'Hôtel-Dieu de Paris, par exemple, on faisait coucher plusieurs malades dans le même lit et que des épidémies de pourriture d'hôpital et d'infection puerpérale faisaient de véritables hécatombes de blessés ou d'accouchées.

Passons sous silence les humbles demeures avec leur sol en terre battue, rarement recouvert d'un carrelage, leurs petites fenêtres et leurs pièces sombres et mal aérées, pour ne parler que des palais et des habitations somptueuses de l'époque. Là, même les principes les plus élémentaires de l'hygiène étaient bien mal observés. Une ordonnance de 1533 avait spécifié qu'on devait installer, sous peine d'amende et de prison, des cabinets d'aisance dans toutes les maisons de Paris ; cette prescription dut être renouvelée plusieurs fois dans le cours du XVIIe siècle ; mais il est probable qu'on n'en avait pas tenu compte d'une façon suffisante, puisque même le château de Versailles sous Louis XIV, au dire de Viollet-le-Duc « ne renfermait qu'un nombre tellement restreint de privés que tous les personnages de la cour devaient avoir des chaises percées dans leur garde-robe ». Tous les jours, à la même heure, un son de cloche leur annonçait que le moment était venu de procéder à l'enlèvement des vases qui y étaient renfermés et les valets de chambre allaient en porter le contenu dans un coin du parc dissimulé par des charmilles (1). Il est bon d'ajouter que par une fâcheuse habitude, on ouvrait peu les fenêtres, et que les appartements étaient aérés d'une façon tout à fait insuffisante. L'anecdote racontée au sujet de la mort de Marie Leczinska, qui fut attribuée au manque d'aération de sa chambre, est là pour l'attester. L'eau était de même distribuée avec une extrême parcimonie, puisqu'elle manquait au château de Versailles !

Nous avons au moins la satisfaction, en terminant ce chapitre, de pouvoir enregistrer un effort sérieux tenté par les Pouvoirs publics : La loi du 15 septembre 1790 énumérait parmi les fonctions propres du conseil municipal « de faire jouir les habitants des avantages d'une bonne police, notamment de la propreté et de la salubrité, de la sûreté et de la tranquillité dans les rues, lieux et édifices publics. » De même le titre XI de la loi des 16-24 août 1790 confiait, par son article 3, à la vigilance et à l'autorité des corps municipaux « tout ce qui intéresse la sûreté et la commodité du passage dans les rues, quais, places et voies publiques, ce qui comprend le nettoiement, l'illumination, l'enlèvement des encombrements, la démolition ou la réparation des bâtiments menaçant ruine, l'interdiction de rien exposer

1. *Encyclopédie d'hygiène et de médecine publique.*

aux fenètres ou autres parties des bâtiments qui puisse nuire par sa chute, et celle de rien jeter qui puisse blesser ou endommager les passants ou causer des exhalaisons nuisibles. »

Il est bon d'ajouter que le paragraphe 15 de l'article 471 du Code pénal vint ensuite sanctionner ces pouvoirs en punissant d'une amende tous ceux qui auraient contrevenu à ces prescriptions.

VIII

L'hygiène publique au XIXe siècle.

L'année 1802 marque une étape importante dans l'histoire de l'hygiène publique par la création du Conseil de salubrité de Paris. Cette commission permanente avait pour mission d'éclairer le Gouvernement sur toutes les mesures à prendre concernant l'hygiène. Son rôle devait être considérable, car, éclairée par les avis de savants et d'hommes compétents, l'Administration pouvait donner à ses efforts une utile direction : établir des règlements contre l'introduction et la vente des aliments malsains, prévenir les épidémies, et lorsqu'elles éclataient, enrayer la marche du fléau non seulement par les précautions qu'elle prendrait contre leur prophylaxie, mais aussi par d'utiles instructions mises à la portée du public.

Puis par la loi de 1807, le Gouvernement se réserva le droit d'ordonner l'exécution de travaux de salubrité à l'intérieur des villes et des communes, tout en en laissant la charge aux municipalités.

Toutes ces dispositions étaient excellentes,

mais elles furent mal appliquées, et la loi ne donna pas les résultats que ses auteurs étaient en droit d'en attendre.

Il y eut, en 1832, un réveil terrible, la dure leçon donnée par l'épidémie de choléra qui fit tant de victimes, rappela sur les questions d'hygiène l'attention qui en avait été momentanément détournée.

Les attributions du Conseil de salubrité, qui avaient été restreintes au début, s'augmentèrent, embrassant tout ce qui touchait à la voirie, l'alimentation et l'assainissement général et dans toutes ces diverses branches de l'hygiène les progrès furent assez remarquables pour que des institutions du même genre fussent créées non seulement sur plusieurs points du royaume, mais même à l'étranger. Désireux de généraliser ces mesures dans toute la France, le Gouvernement engagea en 1836 l'Académie de médecine à lui proposer un plan de répartition de Conseils, qui fonctionneraient régulièrement en province à l'instar de celui de Paris.

Enfin, en 1848, le Gouvernement de la République reprit son projet et en le modifiant créa ce que nous pourrions appeler ce « réseau de surveillance hygiénique », qui fonctionne encore aujourd'hui et qui comprend :

1° Un comité consultatif d'hygiène de France siégeant à Paris ;

2° Des conseils départementaux d'hygiène

publique et de salubrité dans tous les chefs-lieux de département;

3° Des conseils d'hygiène dans tous les chefs-lieux d'arrondissement ;

4° Des commissions sanitaires dans tous les chefs-lieux de canton (1).

Il est juste de reconnaître, que c'est surtout depuis la seconde moitié du siècle dernier, que les progrès de l'hygiène publique ont été considérables.

Si l'exemple en a été donné par l'Angleterre, la France n'est pas restée en arrière et toutes les nations se sont hâtées de suivre ces deux puissances dans cette voie.

Il est incontestable que l'assainissement des grands centres a été le premier objectif des hygiénistes. On a percé dans les villes de larges avenues (2) le long desquelles se sont élevées des constructions spacieuses et bien aérées.

Les capitales comme Londres, Paris et Berlin furent les premières dotées de tout un réseau d'égouts et l'on peut dire que leur sous-sol fut complètement remanié.

Londres a été sillonnée, en quelques années, de conduites souterraines aboutissant à un grand

1. Les lois du 11 juin 1849 et du 13 avril 1850 témoignent de la sollicitude du Gouvernement à l'égard des classes laborieuses.

2. Grâce à la loi d'expropriation pour cause d'utilité publique.

collecteur qui, au moyen de fortes machines, rejette dans la Tamise toutes les déjections de la ville.

Non seulement des règlements furent établis au sujet de l'étanchéité des fosses, mais on les appliqua énergiquement. A Londres, en 1854, on supprima d'un seul coup 30,000 fosses fixes!

Paris, qui après les travaux de Turgot possédait 36 kilomètres d'égouts, en a actuellement 800 et il en reste encore 300 à achever ! Les vidanges furent primitivement centralisées dans les bassins étagés des Buttes-Chaumont qui étaient toujours prêts à déborder et qui infectaient l'air(1), puis transférées à Bondy en 1817. Maintenant grâce au système du tout-à-l'égout, que nous étudierons dans la suite, elles sont immédiatement entraînées loin des maisons, charriées avec les matières usées et soumises à l'épandage.

Dans quelques villes des États-Unis on a préféré construire à côté de l'égout une seconde canalisation à petite section pour l'évacuation des matières excrémentielles. C'est le « Separate-System » en usage à Memphis (Tennessee).

Il fallut aussi doter les grandes agglomérations d'eau pure, et divers systèmes furent employés. Londres est alimentée en majeure par-

1. Voir : Mille, *Assainissement des villes par l'eau, les égouts, les irrigations*. Paris, 1886.

tie par l'eau de la Tamise filtrée dans de larges bassins. Berlin par celle de la Sprée et du lac de Tegel au moyen d'un procédé analogue. Paris le fut primitivement par le nouvel aqueduc d'Arcueil (Marie de Médicis) et par l'eau de la Seine qui était fournie par les pompes de la Samaritaine (Henri IV). Enfin le canal de l'Ourcq, commencé en 1802, fut terminé en 1837, et sous l'impulsion de Belgrand, la Dhuis et la Vanne furent dérivées, puis l'Avre et la Vigne. Dans un grand nombre de villes des États-Unis, qui n'ont à proximité que des cours d'eau ou des lacs, on fait directement usage de cette eau après l'avoir fait passer dans de grands bassins filtrants.

Des études faites un peu partout, mais particulièrement à Paris et à Londres, sur les épidémies, dévoilèrent le danger que présentent les locaux privés d'air, de lumière et la plupart du temps surpeuplés des quartiers populeux des grandes villes. La lutte s'est alors organisée contre les logements insalubres et surpeuplés.

Les progrès réalisés ne se sont pas bornés à cela, par la protection de l'enfance du premier âge (Loi Th. Roussel), on s'est efforcé de lutter contre la dépopulation. On a organisé l'assistance aux malades et aux indigents. Le travai dans les manufactures a été réglementé. Enfin depuis 1892, la déclaration des maladies infectieuses et la désinfection des locaux et objets contaminés ont été rendues obligatoires.

Tous les résultats obtenus sont assurément fort appréciables, mais ils ne sont que peu de chose, quand on les compare à ceux que l'on est en droit d'espérer pour l'avenir, lorsque les immortelles découvertes de Pasteur qui ont si profondément modifié l'hygiène, seront suffisamment connues du public. On peut espérer qu'alors cette science sera devenue, suivant l'expression de Jean-Jacques Rousseau, « une vertu populaire ! »

Dans le chapitre qui suit nous allons nous efforcer de donner un rapide aperçu de l'hygiène publique à l'époque actuelle, en choisissant les plus importantes de toutes les questions qui peuvent rentrer dans cette appellation.

IX

L'Hygiène publique à l'époque actuelle.

Nous commencerons par signaler quelques mesures sanitaires prises ces dernières années par le Gouvernement. Nous voulons parler de la loi sur la protection de la santé publique du 15 février 1902, qui eut pour point de départ le rapport si remarquable de M. A.-J. Martin à la suite duquel M. Constant présenta à la Chambre le projet de la loi du 31 octobre 1891, qui ne fut votée que le 4 février et promulguée le 15 du même mois de l'année 1902. Nous allons essayer d'en dégager avec MM. Strauss et Fillassier les dispositions maîtresses :

Chaque commune est pourvue d'office d'un règlement sanitaire, quand elle n'en a pas établi un de sa propre initiative [1]. Ce règlement édicte d'une part les règles de prophylaxie et de salubrité permanente et, d'autre part, les mesures de défense sanitaire éventuelles pour tarir la source des contagions. Ce qui nécessite

1. A cet effet chaque municipalité a reçu de la préfecture un projet de règlement pour lui faciliter la rédaction du sien.

la déclaration des maladies transmissibles et contagieuses, ainsi que la désinfection obligatoire. Le gouvernement ayant toujours la faculté en cas d'épidémies graves, de prendre des décisions exceptionnelles.

Les commissions municipales des logements nsalubres que les communes pouvaient, selon eur bon plaisir, créer ou non, sont supprimées et leurs fonctions dévolues aux commissions sanitaires de circonscription, dont les membres, à l'exception d'un représentant du conseil général, sont désignés par le préfet.

La protection des eaux est assurée par les Conseils d'hygiène départementaux, qui ont à statuer sur les projets de captage et d'amenée les eaux dans un grand nombre de circonstances. Enfin le comité consultatif d'hygiène publique de France, qui est placé au sommet de la hiérarchie, a, en particulier, dans ses attributions, le contrôle des eaux potables.

La loi impose également la création de bureaux municipaux d'hygiène dans toutes les villes dont la population dépasse 20.000 âmes. Nous allons exposer brièvement, en quoi consiste cette admirable organisation, qui constitue un si puissant moyen de préservation sociale :

« C'est à Bruxelles que fut organisé, en 1874, par le Dr Jeansen, le premier bureau d'hygiène type. Les résultats furent tels qu'un grand nombre de villes n'hésitèrent pas à suivre l'exemple donné par la capitale de la Belgique : Le Havre et Nancy, 1879 ; Reims, 1882 ; Saint-Étienne, 1883 ; Amiens, 1884 ; Pau, 1885 ; Nice, 1887 ; Rouen, 1888 ; Toulouse et Grenoble, 1889 ; Besançon, Lyon et Bordeaux, 1890 ; Dijon, 1891 ; Nantes et Perpignan, 1894 ; Boulogne et Lille, 1895..... Sous la direction d'un homme de science et d'administration, le bureau inscrit chaque jour tout ce qui constitue la démographie ; il enregistre la déclaration, aujourd'hui devenue obligatoire, des maladies contagieuses, qui sont épinglées sur un plan, où est indiqué par rue et par maison chaque cas de maladie ; en un instant on peut ainsi se rendre compte de l'état sanitaire de toute une ville (1). » Dès que la moyenne des décès augmente d'une façon anormale dans un quartier, l'attention de l'administration se trouvant ainsi sollicitée par ce tableau parlant, elle peut rechercher les causes auxquelles on doit attribuer cet excédent de mortalité, et prendre de suite des mesures énergiques pour enrayer le mal.

Telle est, dans ses dispositions générales, la loi de 1902, qui à côté d'excellentes mesures, en contient de fort regrettables (2), telles que

1. Dr Henrot *Hygiène des grandes villes*. Congrès de l'Association Française pour l'avancement des sciences, 1905.

2. La loi du 7 avril 1903, quelques ordonnances de police et circulaires ministérielles ont comblé certaines de ces lacunes.

d'avoir donné des pouvoirs beaucoup trop étendus, et reconnaissons-le, illusoires aux maires, si souvent incompétents sur tout ce qui touche à l'hygiène. Comment les auteurs de la loi ont-ils pu espérer que le maire d'une petite commune comprendrait l'importance du rôle qui lui est dévolu ? Et se rendrait-il compte de la responsabilité qui lui incombe en matière d'hygiène, ne serait-il pas dans l'impossibilité de faire exécuter par ses administrés, dont il dépend par son élection, un règlement qui, le plus souvent, se heurtera à leur mauvais vouloir quand ce ne sera pas à leur hostilité ?

N'aurait-on pas pu désigner dans chaque canton parmi les personnalités compétentes un Inspecteur dont les fonctions auraient été faiblement rétribuées ou même simplement honorifiques, et qui, ne dépendant de personne, aurait pu faire exécuter sans faiblesse un règlement édicté dans l'intérêt de tous ?

Nous étudierons successivement :

1° L'hygiène publique des villes ;

2° L'hygiène publique des campagnes.

1° HYGIÈNE PUBLIQUE DES VILLES

La voie publique et ses annexes.

Autrefois les rues étaient tortueuses et étroites, actuellement on s'efforce de les faire aussi larges et aussi droites que possible.

Il ne faut pas oublier, en effet, qu'une ville aura d'autant plus de chances d'être salubre que la superficie de la partie non bâtie (rues,places, jardins, etc...) tendra à égaler la partie bâtie. C'est par la rue que se font l'aération et l'éclairage des habitations; plus elle est large, plus l'ensoleillement de la façade se fait facilement. Au point de vue de leur orientation, les hygiénistes ont partagé les rues, en rues méridiennes, c'est-à-dire dirigées du nord au sud et en rues équatoriales, c'est-à-dire parallèles à l'équateur ou formant avec le méridien un angle inférieur à un angle droit; ces secondes reçoivent moins bien les rayons du soleil, ce grand purificateur des poussières et autres germes pathogènes, qui pullulent sur le sol des rues. M. Émile Trélat a exprimé le vœu que la largeur des rues soit égale à une fois et demie la hauteur des maisons. Hâtons-nous d'ajouter que ce desideratum est rarement rempli avec la largeur actuelle des voies de communication et que le plus simple serait de limiter la hauteur des immeubles de façon à satisfaire à cette condition. Les villes gagneraient alors en surface ce qu'elles perdraient en élévation. Nous pensons cependant avec M. Juillerat qu'une largeur de rue égale à la hauteur des maisons qui la borde suffirait pour permettre aux rayons lumineux inclinés à 45 °de venir frapper le pied des façades qui seraient ainsi bien assainies.

Considérées au point de vue de la circulation, les rues sont classées par l'administration en :

1° Rues peu fréquentées permettant le passage de deux voitures, (la voiture ayant une largeur moyenne de 2 m. 50) leur largeur est de : 5 mètres.

2° Rues moyennement fréquentées correspondant à quatre voitures ; leur largeur est de : 10 mètres.

3° Rues très fréquentées correspondant à six voitures ; leur largeur est de : 15 mètres.

Le trottoir étant le 1 5 de la largeur totale, il en résulte que ces rues ont successivement : 8 m. 30; 17 mètres et 25 mètres.

Le sol des rues est formé soit, d'un pavage de pierre ou de bois bien jointoyé, soit d'asphalte. Il possède un bombement suffisant pour permettre à l'eau de pluie ou d'arrosage de s'écouler dans les deux ruisseaux qui se trouvent de chaque côté le long du trottoir, et dont la pente doit être de 2 pour 1000. Le sol qui contient tant de poussières et d'impuretés de toutes sortes est balayé et lavé régulièrement pour que la voie soit aussi propre que possible. On se débarrasse des poussières, qui contiennent des particules métalliques, des fibres végétales ou animales et aussi des microbes (1)

1. M. Miquel qui a fait des recherches sur le nombre de bactéries contenues dans un mètre cube de poussières prises

dont le danger pour notre appareil respiratoire est connu de tous, en les balayant et en les rejetant dans les égouts. Quant à l'arrosage il s'effectue soit à la lance, soit avec des tonneaux automobiles. Chaque fois que la chose est possible, on trace des boulevards (1) et des avenues que l'on plante d'arbres.

Mais à côté de ces espaces libres indispensables pour la circulation, il faut en considérer d'autres tels que les parcs et les jardins, qui servent aux habitants des villes, pour s'y promener et s'y reposer. Les hygiénistes réclament la création de parcs, de jardins publics et de squares dans les villes chaque fois que l'espace le permet parce que ce sont de véritables réserves d'air. Non seulement les feuilles des arbres jouent le rôle d'écran contre la poussière, mais ils sont les grands réducteurs de l'acide carbonique qui contribue, avec l'oxyde de carbone, l'hydrogène protocarboné, l'acide sulfureux et l'hydrogène sulfuré, à vicier l'atmosphère des villes qui est déjà si chargée d'émanations et de gaz délétères.

Si l'on vient à comparer la surface des parcs

à divers endroits on a trouvé 462 à la mairie du IVe arrondissement, et 790 rue de Rivoli.

1. Rappelons que le mot boulevard vient de boule, ces voies ayant été faites assez larges pour jouer à ce jeu dont l'habitude est encore conservée dans certaines villes de province. Voir l'*Encyclopédie d'Hygiène et de Médecine puqlibue.* Livre III.

intérieurs pour Londres. Berlin et Paris on trouve :

Pour Londres . .	1168 hectares
Pour Berlin. . .	411 —
Pour Paris . . .	214 —

Ces chiffres nous font voir combien notre capitale se trouve dans un état d'infériorité comparativement à Londres et à Berlin (1).

Depuis cent ans Paris a perdu les deux tiers de ses jardins et il est temps de remédier à cet état de choses,car il faut bien se persuader que de grands parcs tels que le bois de Boulogne ou le bois de Vincennes situés en dehors des villes, ne peuvent pas remplacer toute une série de jardins et de squares habilement répartis dans le centre et particulièrement dans les quartiers populeux.

De l'alimentation en eau potable.

Les divers emplois de l'eau dans les villes peuvent se ramener à trois :

1° Le service privé qui correspond à l'alimentation et aux usages domestiques.

2° Le service public qui comprend l'arrosage

1. Se reporter à la communication de M. E. Hénard « sur les espaces libres » faite le 22 février 1905 à la Société de médecine publique et de génie sanitaire.

des rues et des jardins publics, le nettoyage des ruisseaux et des égouts et l'alimentation des lavoirs et bains publics.

3° Le service industriel dans lequel rentrent les eaux qui sont employées dans l'industrie comme matière première et comme force motrice.

C'est de l'alimentation en eau potable que les hygiénistes se sont occupés tout particulièrement, ayant constaté que chaque fois qu'une grande ville était alimentée avec de l'eau pure la mortalité était considérablement réduite.

Au début pour juger de la nocivité d'une eau on se rapportait au nombre de bactéries qu'elle contenait. Mais on ne tarda pas à s'apercevoir qu'une eau contenant un grand nombre de bactéries pouvait avoir une innocuité plus grande qu'une autre en contenant beaucoup moins, mais renfermant des bacilles pathogènes. En résumé nous ne possédons encore aucun moyen pratique de reconnaître dans une eau la présence de ces derniers parmi lesquels, comme on le sait, les plus dangereux sont ceux de la fièvre typhoïde, du choléra et de la dysenterie.

On peut cependant déclarer que plus une eau sera riche en matières organiques, plus son innocuité sera problématique. Ces eaux se reconnaissent facilement à ce qu'elles se corrompent quand on les conserve pendant vingt-quatre ou quarante-huit heures dans un vase fermé à une température de 20° environ.

Les eaux calcaires, qui se distinguent des autres par le fait qu'elles ne moussent pas avec une dissolution de savon doivent également être écartées de l'alimentation.

Non seulement un grand nombre de villes ne reçoivent qu'une eau de médiocre qualité, mais encore ne l'ont-elles qu'en quantité tout à fait insuffisante. On peut poser comme axiome que plus une agglomération est importante, plus il est nécessaire de surveiller son alimentation en eau potable. M. Bechmann, dans une statistique qu'il a faite et qui a porté sur quatre-vingt-quatre villes de France et de l'étranger, a établi que la moyenne n'était que de 185 litres par jour et par habitant, alors qu'elle ne devrait pas descendre au-dessous de 200. C'est la ville de Rome qui est la plus richement dotée à cet égard grâce à l'héritage qu'elle a fait des anciens aqueducs de l'Empire romain. Quoique ceux-ci, malgré leur réparation, ne donnent plus que le dixième de leur ancien débit, chaque habitant reçoit encore plus de 1000 litres d'eau. A Marseille, qui est dans de bonnes conditions, chaque habitant peut disposer de 790 litres. A Madrid, au contraire, cette quantité est tout à fait minime ; elle n'est que de 15 litres.

On peut dire que le plus richement doté de tous les pays est l'Amérique, la France ne vient qu'après, puis l'Allemagne et enfin l'Angleterre.

Le Gouvernement de la République a reconnu comme une telle nécessité pour les plus petites localités de se procurer des eaux abondantes et de bonne qualité que M. Maurice Rouvier alors Ministre du Commerce a, par une circulaire du 29 octobre 1884, rangé parmi les attributions du Comité consultatif d'hygiène publique de France, *le régime des eaux au point de vue de la salubrité*. Cette assemblée étant appelée à donner son avis au point de vue de l'hygiène *sur les travaux projetés par les municipalités pour approvisionner d'eau potable les villes et les communes*.

Les Conseils d'hygiène départementaux sont donc non seulement consultés sur les qualités des eaux que l'on se propose de capter, mais sur les travaux de captage, de canalisation et de distribution (1).

Jusqu'à présent on estimait en France que les eaux les meilleures étaient celles qui provenaient de sources ou de puits artésiens.

La faveur toute spéciale dont jouissaient les premières, conduisit tout naturellement à rechercher les sources qui étaient dans le voisinage des villes pour alimenter ces dernières.

1. Voir l'*Encyclopédie d'Hygiène et de Médecine publique*. Livre III.

Dès qu'on a reconnu en un point la présence d'une source et que l'analyse n'y a révélé qu'une faible proportion de carbonate de chaux, on s'occupe de la capter dans le sol avec le plus grand soin, soit au moyen d'un drain si elle est peu abondante, soit en l'emprisonnant dans des chambres maçonnées si les eaux s'échappent du sol avec force (1).

Quand il s'agit d'un ruisseau, on ferme par un mur en maçonnerie, la vallée dans laquelle il s'écoule de façon à ce que les eaux soient retenues comme dans un réservoir d'où elles se déversent par un trop-plein. La canalisation doit être aussi parfaite et aussi étanche que possible pour que les eaux ne soient pas polluées sur leur parcours par les eaux ménagères ou excrémentielles.

Les conduites à ciel ouvert doivent toujours être rejetées, on leur préfère des galeries maçonnées rendues imperméables par un enduit cimenté. Quand la source est faible on se contente de tuyaux en poterie.

La traversée des vallées se fait soit au moyen d'aqueducs, soit au moyen de siphon constitué par des conduites forcées. Ces conduites métalliques doivent avoir une grande force pour résister à la pression de l'eau qui les remplit complètement.

1. Voir l'*Encyclopédie d'Hygiène et de Médecine publique*. Livre III.

Quand on veut alimenter une ville dont l'altitude est plus élevée que celle de la source, on élève, au moyen de machines (1), l'eau un peu au-dessus de la localité en question dans laquelle l'eau arrivera naturellement par son propre poids.

On tend en ce moment à abandonner les sources pour l'alimentation des grands centres et à leur préférer l'eau de rivière filtrée.

Les eaux des fleuves et des rivières contiennent, il est vrai, surtout à la sortie des villes, une grande quantité de matières organiques et de détritus de toutes sortes, mais sous l'influence de causes diverses telles que le brassage, la lumière et l'oxygène de l'air, elles arrivent assez rapidement à retrouver leur pureté première. Des expériences faites sur l'eau de la Seine à sa sortie de Paris, et renouvelées en divers points de son parcours, ont démontré qu'à son arrivée à Vernon, c'est-à-dire à 120 kilomètres, elle pouvait être considérée comme débarrassée des impuretés qui la polluaient.

Enfin les eaux de source peuvent charrier des microbes dangereux, surtout lorsqu'en pays calcaire les eaux superficielles descendent jusqu'au point de captage à travers des fissures de la roche.

Après les grandes pluies elles peuvent sou-

1. Ce sont, en général, des machines hydrauliques ou encore des appareils à vapeur.

vent faire sur leur passage une récolte abondante de microbes et sont d'autant plus dangereuses qu'on ne s'en méfie pas. Nous ne nous étendrons pas sur la dépense qu'entraînent les travaux de captage, rappelons seulement que l'amenée à Paris des eaux de la Dhuis et de la Vanne a coûté plus de 60 millions et que le captage des sources de Cailly et de Fontaine-sous-Jouy reviendrait à plus de 30 millions.

Les partisans des eaux de rivières font remarquer que l'eau impure des fleuves, quoique constituant un véritable bouillon de culture microbienne, peut être bue sans inconvénient à la condition d'être clarifiée et filtrée. Ils rappellent la célèbre expérience du physicien Humphry-Davy, qui démontrait la propriété que possède le sol des champs de culture de purifier rapidement les eaux, en versant sur ce sol du purin fétide qu'il recueillait à une certaine profondeur transformé en une eau incolore, inodore et ne contenant presque plus de matières organiques.

Bon nombre de villes sont actuellement alimentées par de l'eau de fleuves ou de rivières épurée soit par la décantation dans de grands bassins que l'eau traverse successivement en y déposant toutes les substances qu'elle contient en suspension, soit par la filtration qui s'opère au moyen de bassins filtrants ou de puits et galeries filtrantes.

Ce dernier mode de filtration consiste à établir à côté du fleuve, parallèlement à son cours et à un niveau un peu inférieur, une galerie dans laquelle les eaux du fleuve pénètrent après filtration au travers de la couche intermédiaire qui est formée de galets et de sable fin.

Ces galeries ont le défaut de se crevasser rapidement et de s'obstruer avec une grande rapidité. Leur emploi a été presque complètement abandonné en France, où on leur préfère les bassins filtrants.

Ils consistent en de grandes cuves en maçonnerie bien jointoyées et cimentées avec soin. Le fond des bassins contient des drains ou tuyaux de poterie, au-dessus on a disposé une couche de gros gravier et par-dessus des couches de sable de plus en plus fin.

La partie filtrante est constituée par une membrane organique tissée par l'eau elle-même qui dépose sur les grains de quartz un voile glaireux. Au bout d'un certain temps, ce voile devient trop épais et la filtration se faisant trop lentement il faut effectuer le nettoyage du filtre. Cette opération se renouvelle en moyenne tous les vingt jours. L'inconvénient de ces filtres est qu'il faut toujours redouter qu'il se produise dans le tissu filtrant une fissure par laquelle les microbes viendraient à passer. Ces filtres doivent donc être l'objet d'une surveillance constante.

Nous citerons à cette occasion le bassin filtrant de Ch. Garnier qui est garni de sable et dans lequel l'eau circule dans une série de compartiments séparés par des cloisons à chicane de manière à faire prendre au liquide des mouvements de montée et de descente pendant lesquels il se filtre en traversant les couches de sable (fig. 1).

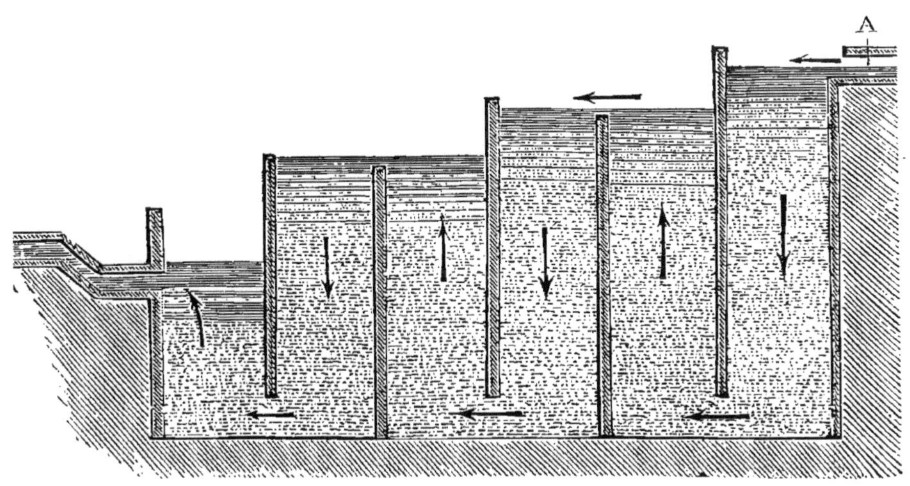

Fig. 1. — Bassin filtrant de M. Charles Garnier.
A, conduite d'amenée. — R, conduite de distribution.

Dans le filtre américain à sable on a obtenu quelques perfectionnements, dont un des plus appréciables est l'addition d'un coagulant (sulfate d'alumine) préalable, qui supprime déjà un grand nombre de microbes et aboutit à la formation d'une membrane filtrante chimique au lieu d'une menbrane biologique.

Rappelons qu'un grand nombre de villes, dont Londres, Rotterdam, Hambourg, etc... font usage debassins filtrants et que les résultats obtenus sont satisfaisants.

Il est question, en ce moment, de substituer, pour Paris, à l'eau de source, l'eau de Seine filtrée et ozonisée qui fournirait pour une dépense moindre, à la population parisienne, une eau pure et même oxygénée.

Évacuation des déchets et des immondices.

Il ne suffit pas d'alimenter en eau une ville, il faut, lorsque cette eau a été utilisée pour les divers usages qui ont nécessité son amenée et qu'elle a été polluée, s'en débarrasser le plus rapidement possible, car sa présence ne peut qu'être nuisible pour les habitants des agglomérations.

En premier lieu nous devons parler des eaux ménagères remplies comme on le sait de matières organiques et qui sont directement déversées dans les égouts par une conduite partant de l'évier de chaque cuisine. Un siphon et un obturateur à cloche empêchent les gaz putrides de remonter dans les appartements. Un tampon vissé placé dans le siphon permet d'en effectuer le nettoyage quand une chasse d'eau ne suffit pas. Il y a quelques années encore les eaux ménagères étaient rejetées dans les ruisseaux, mais les Municipalités le défendant chaque fois qu'il y a un égout, cela n'est plus qu'une exception et encore dans quelques villes de province.

Parmi les villes qui possèdent la plus belle canalisation souterraine de ce genre nous devons citer Paris. Grâce au plan admirablement conçu par M. Belgrand, la ville de Paris possédera dans une dizaine d'années un réseau d'égout dont la longueur atteindra 1.040.000 mètres.

Il résulte des analyses bactériologiques du professeur Cornil que les eaux d'égout contiennent un grand nombre de microbes qu'il évalue à 80.000 par centimètre cube, mais il est juste de dire que si quelques-uns d'entre eux sont pathogènes, le plus grand nombre est inoffensif.

D'après leur situation les villes déversent le contenu de leurs égouts tantôt dans la mer, tantôt dans le fleuve ou le lac le plus rapproché. Ceci n'est pas exempt d'inconvénient. A Londres, par exemple, quoique le point où les égouts se jettent dans la Tamise soit à plus de 30 kilomètres en aval, par les jours de fortes marées, les eaux ménagères sont remontées jusque dans la ville. Lorsqu'un lac sert à la fois pour y puiser l'eau d'alimentation et y déverser les égouts comme c'est le cas pour Zurich ou Chicago, il faut avoir soin de puiser l'eau à une bonne distance et du côté opposé au déversement des égouts.

D'une façon générale on peut dire que si on ne veut pas risquer d'empoisonner les eaux des lacs ou des fleuves à leur sortie des villes, il est préférable de ne pas y déverser les eaux ménagères.

Dans ce cas on a à sa disposition deux méthodes. La première qui consiste à ne rendre au fleuve les eaux polluées qu'après les avoir soumises à la décantation dans une série de bassins et avoir précipité les matières en suspension par une substance chimique (1). Hâtons-nous de dire que ce procédé, qui coûte très cher, n'a pas donné de résultats pratiques et satisfaisants. La seconde méthode dite « Épandage » revient à déverser les eaux d'égout sur un sol aride qu'elles fertilisent en s'y filtrant naturellement, et à les rendre ensuite au fleuve débarrassées de toutes leurs souillures, et cela pour le plus grand bien des riverains qui sont en aval, surtout lorsque la vitesse du cours d'eau est faible.

Après plusieurs essais d'épandage exécutés à Gennevilliers sur les eaux souillées de la Seine à leur sortie de Paris, le Gouvernement après avis favorable du Comité consultatif d'hygiène

1. Chaux, sulfate d'alumine, sels de fer, etc...

de France et du Conseil supérieur d'hygiène et de salubrité promulgua la loi du 4 avril 1889 sur l'épandage.

Les eaux du grand collecteur franchissent la Seine dans deux conduits en fonte logées dans le tablier du pont de Clichy et sont déversées dans la plaine de Gennevilliers où elles se répandent par une série de rigoles dans le sol cailouteux de la presqu'île qui constitue un filtre excellent. Après filtration les eaux sont recueillies par une série de drains formés par des conduites de béton percées de trous, et de là retournent à la Seine débarrassées de toutes leurs impuretés. La pente des irrigations est calculée de manière à empêcher toute stagnation. Des statistiques ont prouvé que l'état sanitaire de la région n'a pas eu à souffrir de ce mode d'épuration. Quant à la culture, surtout la culture intensive, elle s'est fort bien trouvée de cet engraissement du sol, les eaux d'égout renfermant beaucoup de matières azotées albuminoïdes, ou ammoniacales qui donnent une grande valeur fertilisante.

On peut donc dire que l'épandage n'a jusqu'à ce jour présenté que des avantages. Les inconvénients sont, qu'en cas de gelées très fortes, les eaux ne pouvant pénétrer dans le sol, resteraient répandues à la surface ou iraient se déverser dans le fleuve sans avoir été filtrées. Enfin pour le cas d'épidémies de fièvre typhoïde il y aurait certaines précautions préventives à prendre pour la région irriguée.

L'épandage nécessitant un terrain considérable aux abords des villes, les ingénieurs anglais ont cherché à le perfectionner de façon à obtenir une filtration très rapide avec des surfaces beaucoup moindres. Leur procédé consiste à établir des lits d'épuration très perméables formés de coke, de briques concassées et de carboferrite, qui est un carbonate de fer calciné dans des conditions spéciales. On fait tomber l'eau par intermittence sur ces couches filtrantes de façon à provoquer un appel d'air qui pénètre dans toute la masse.

De toutes les immondices, les matières excrémentielles sont celles dont l'enlèvement rapide s'impose avant toutes les autres. Leur transport hors des villes peut être effectué par les soins d'un entrepreneur qui fait enlever la vidange pendant la nuit dans des voitures bien closes. Tantôt, au contraire, les matières sont rejetées dans les égouts et sont emportées avec tous les autres détritus qui s'y trouvent déjà.

Le système le plus anciennement employé consiste dans l'emploi de *fosses fixes* placées sous les maisons au niveau des caves. Bien qu'au départ de la conduite sous le siège des W. C. on installe un siphon pour empêcher les émanations fétides de remonter, et de se répandre dans les appartements, et que la fosse soit munie d'un tuyau d'évent pour l'évacuation des gaz qui y prennent naissance, il n'en est pas moins évident, qu'il est tout à fait contraire aux règles de l'hygiène de laisser s'accumuler sous les habitations un dépôt de matières excrémentielles qui s'y emmagasine jusqu'au jour où on vient en effectuer la vidange. Les fosses sont, de plus, rarement étanches et une partie de leur contenu se répand par les fissures, du reste, assez difficiles à constater, dans le sous-sol qui en est infecté ; dans certaines villes de province les puits du voisinage en sont même contaminés ! Ce système doit donc être condamné par les hygiénistes qui lui ont préféré dans les petites villes, qui n'ont pas un réseau complet d'égouts, les *tinettes mobiles*. Elles consistent en réservoirs ayant la forme de tonneaux en zinc que l'on place sous la cuvette et qui sont emportées dès qu'elles sont remplies. Le système des tinettes mobiles ne laisse pas les matières s'accumuler dans l'immeuble pendant aussi longtemps qu'avec les fosses fixes, mais le transport à travers les villes ne s'effectuant pas toujours sans laisser de traces, doit être surveillé avec le plus grand soin par l'administration.

Le *système diviseur* consiste à employer des tinettes filtrantes qui retiennent la matière solide, tandis que le liquide s'écoule dans les égouts. Il a à la fois les inconvénients de la *fosse fixe* et du *tout à l'égout*, il est prohibé par les hygiénistes qui le considèrent à juste titre comme le plus dangereux.

De tous ces systèmes, le *tout à l'égout* est celui qui offre le plus de garanties. Après bien des hésitations, l'administration parisienne s'est décidée à appliquer les dispositions de la loi du 10 juillet 1894 qui dotait la capitale de la France d'un système qui fonctionnait déjà depuis plus de quinze ans dans un grand nombre de villes d'Angleterre et d'Allemagne. Il consiste à déverser les matières fécales dans les égouts qui contiennent déjà les eaux ménagères, et grâce à une quantité d'eau convenable que l'on envoie chaque fois dans l'égout, elles sont diluées puis entraînées dans les collecteurs qui les déversent loin des villes. Les égouts doivent présenter une pente suffisante et une étanchéité aussi parfaite que possible. Tantôt on fait usage de l'*égout unitaire*, c'est-à-dire que le même égout recueille tout à la fois, matières excrémentielles et eaux ménagères et de pluie. C'est le système employé à Londres, Berlin et Bruxelles. Tantôt, comme dans le *separate system*, il y a deux canalisations, une plus grande pour les eaux ménagères et l'autre plus petite pour la vidange, comme à Oxford et dans certaines villes des États-Unis. Ce dernier système a été employé à titre d'essai dans quelques-unes des rues de Paris.

Pour fonctionner dans de bonnes conditions,

le *tout à l'égout* exige une grande consommation d'eau, puisqu'il nécessite l'établissement de réservoirs de chasse d'eau non seulement dans chaque appartement mais même dans les rues pour balayer constamment les égouts et empêcher des accumulations quelconques en un point du parcours; c'est pourquoi le *tout à l'égout* n'est pas à la portée de toutes les villes ! On y a remédié par deux moyens. L'un, le système Liernur employé primitivement en Hollande, consiste à faire le vide dans un réservoir placé dans la rue et qui est en communication avec les réservoirs des maisons par des canalisations munies de robinets. Si on ferme tous les robinets, puis qu'on les ouvre de nouveau après avoir fait le vide dans le réservoir de la rue, l'appel qui en résultera dans les conduites y fera cheminer les matières excrémentielles.

Au lieu du vide, on a eu recours également à l'air comprimé; mais ces deux systèmes ne se sont pas généralisés à cause des obstructions qui se produisent assez souvent.

Les balayures des villes constituent aussi un autre genre de déchets dont on se débarrasse de différentes manières, tantôt en les brûlant comme en Angleterre, tantôt en les transformant en engrais comme on le fait en Allemagne.

Les eaux qui proviennent des abattoirs, des industries chimiques, des fabriques de colle, de papier, etc., pouvant contenir des germes dangereux doivent être évacuées dans certaines conditions particulières prévues par la loi.

Enfin pour que l'air des villes ne soit pas vicié par les gaz et fumées se dégageant de certaines industries, des règlements ont été établis pour déterminer à quelle distance des agglomérations doivent se trouver ces usines ; la hauteur des cheminées et l'établissement d'appareils fumivores ont également été prévus.

L'habitation urbaine.

La belle maison d'habitation de l'époque actuelle diffère de la somptueuse villa du Romain en ce que les exigences de l'hygiène sont venues et viennent chaque jour s'ajouter aux conditions de luxe qui caractérisaient la seconde. Aujourd'hui l'architecte doit être doublé de l'hygiéniste pour que les locaux dans lesquels le citadin est appelé à passer la plus grande partie de sa vie répondent, au point de vue de la dimension des pièces, de leur aération, de leur chauffage, etc... aux conditions requises par l'hygiène, car comme le dit si bien le Dr J. Rochard : « L'insalubrité des habitations est la principale cause des maladies qui sévissent dans les agglomérations urbaines. »

Suivant sa nature, le sol sur lequel s'élève une construction est considéré comme salubre ou non. C'est ainsi que les sables siliceux, les grès durs et les roches calcaires sont regardés comme favorables, tandis que les terrains gypseux et les roches argileuses ne le sont pas. Chaque fois que pour raison d'assainissement, un drainage s'impose, il ne faut pas hésiter à le faire en se rappelant cette phrase du Dr J. Rochard : « Toute dépense faite au nom de l'hygiène est une économie. » Une des premières conditions d'une habitation hygiénique étant d'être saine, on doit avant tout la protéger contre l'humidité du sol. Il est nécessaire à cet effet que la construction soit édifiée sur des caves ou sur un sous-sol. Quand pour des raisons quelconques on ne peut satisfaire à cette condition, on doit laisser entre le sol et le rez-de-chaussée un espace de quelques décimètres rempli de matériaux poreux.

Si autrefois on avait une tendance à faire des murs trop épais, on est tombé de nos jours dans l'excès contraire par raison d'économies Cette épaisseur a son importance, car les mur. doivent avant tout protéger les habitants contre les variations de la température extérieure. Cette épaisseur est en moyenne de 0 m. 50 à 0 m. 60. Pour que l'équilibre de température soit satisfait, on ménage dans l'intérieur du mur un espace vide, formant comme un matelas d'air mauvais conducteur de la chaleur. Cette disposition, qui est réalisée par l'emploi de la brique creuse, permet de réduire considérablement l'épaisseur des murs. Certains hygiénistes se basant sur les expériences de Pettenkofer, qui ont déterminé le degré de perméabilité des divers matériaux (1) par l'air, ont pensé qu'en supprimant le revêtement intérieur des maisons on pourrait obtenir une ventilation en quelque sorte continue. Nous devons reconnaître que jusqu'à présent cette manière de voir, peu favorable à la décoration des intérieurs, n'a pas recueilli beaucoup de suffrages.

Il est assez difficile de parler de l'exposition des habitations, celles-ci en effet sont, dans les grandes villes, astreintes à être en bordure des rues ou des avenues, qui sont toujours tracées pour relier directement deux quartiers et non en vue de répondre à une orientation déterminée. Quant à la disposition des locaux, on peut dire qu'elle est souvent des plus défectueuses (2). On garde pour la réception les pièces

1. Tous sont plus ou moins perméables, sauf le granit et l'asphalte qui ne le sont peut-être pas.

2. Nous reproduisons ci-après quelques articles de l'arrêté du 22 juin 1904 (Règlement sanitaire de la ville de Paris). Pièces destinées à l'habitation. *Prescription générale.*

Art. 22. — Le minimum de vue directe (1) des pièces desti-

1. Par minimum de vue directe on entend la distance comprise entre le nu extérieur du mur de la pièce habitable et le nu du mur opposé. Cette distance est mesurée horizontalement sur la perpendiculaire élevée dans l'axe de la baie.

les plus belles qui sont en général sur la rue, tandis que l'on réserve pour les chambres où se passe près de la moitié de l'existence, les plus petites prenant la plupart du temps le jour et l'air sur les cours.

nées à l'habitation de jour ou de nuit ou des cuisines, ouvrant sur les voies privées, est de 6 mètres pour les habitations à construire sur ces voies.

Art. 23. — Pour les cours desservant des pièces habitables et pour celles ne desservant que des cuisines, l'ensemble des deux prescriptions de surface et de vue directe est toujours exigible.

La vue directe devra s'étendre sur une largeur d'au moins 2 mètres pour les cuisines et de 4 mètres pour les autres pièces habitables.

Art. 24. — Les cuisines de concierges qui seraient aérées et éclairées sur une courette doivent être munies, en plus du tuyau de fumée réglementaire, d'une cheminée de ventilation d'une section minima de 4 décimètres carrés et montant à un mètre au-dessus de la partie la plus élevée de la construction, ou de tout autre dispositif assurant une ventilation équivalente. La cheminée de ventilation sera, autant que possible, contiguë au tuyau de fumée.

Art. 25. — Le gabarit de hauteur et de saillies des bâtiments élevés sur les cours a pour point de départ, dans chaque cour, le niveau du terre-plein du rez-de-chaussée ou plancher haut des caves.

Art. 26. — Quand les pièces destinées à l'habitation de jour ou de nuit ou des cuisines ne sont pas éclairées ou aérées sur une rue ou sur une cour réglementaire non couverte, mais seulement sur une cour couverte d'un vitrage, la section libre de ventilation de cette cour doit être conforme aux prescriptions de l'article 14 du décret du 13 août 1902.

Caves et Sous-sols. — Art. 27. — Les caves devront toujours être ventilées par des soupiraux en nombre suffisant, communiquant avec l'air extérieur et ayant au moins chacun 12 centi-

Dans un mémoire très intéressant communiqué au Congrès International d'assainissement et de salubrité de l'habitation, tenu à Paris en 1904, M. Juillerat fait remarquer que : « Si nous prenons le règlement sanitaire de

mètres de hauteur avec une section libre minimum de 6 décimètres carrés.

Il sera, en outre, réservé des ouvertures dans le haut des cloisons de distribution.

Art. 28. — Aucune porte ou trappe de communication avec les caves ne pourra s'ouvrir dans une pièce destinée à l'habitation de nuit.

Art. 29. — Les caves ne pourront, en aucun cas, servir à l'habitation de jour ou de nuit.

Art. 30. — L'habitation de nuit est interdite dans les sous-sols.

Les sous-sols destinés à l'habitation de jour devront remplir les conditions suivantes :

1° Les murs ainsi que le sol devront être imperméables ;

2° Chaque pièce aura une surface minimum de 12 mètres. Elle sera éclairée et aérée au moyen de baies ouvrant sur rue ou sur cour, et dont les sections réunies devront avoir au moins un dixième de la surface de la pièce.

Rez-de-chaussée et étages divers. — Art. 31. — Le sol des locaux sis à rez-de-chaussée au-dessus des caves ou des terre-pleins devra toujours être imperméable.

Art. 32. — Les murs, à rez-de-chaussée, devront être imperméables jusqu'au niveau du sol, et à ce niveau ils comporteront, dans toute leur section, une couche horizontale isolatrice imperméable.

Art. 33. — A rez-de-chaussée et aux étages autres que celui le plus élevé de la construction, le sol de toute pièce pouvant servir à l'habitation de jour ou de nuit aura une surface minimum de 9 mètres.

Chaque pièce sera munie d'un conduit de fumée et sera éclairée et aérée sur rue et sur cour au moyen d'une ou de

Paris, nous voyons que, dans les maisons de 18 mètres de hauteur situées sur une rue de 12 mètres de largeur, la largeur des cours, éclairant et aérant des pièces habitables, peut être

plusieurs baies dont l'ensemble devra présenter une section totale au moins égale au sixième du sol de ladite pièce.

Les pièces qui seront affectées à l'usage exclusif de cuisines pourront avoir une dimension moindre.

Par exception, une loge de concierge ne pourra avoir une surface inférieure à 12 mètres.

Art. 34. — A l'étage le plus élevé de la construction, le sol de toute pièce pouvant servir à l'habitation de jour ou de nuit aura une surface minimum de 8 mètres. Cette surface sera mesurée à 1 m. 30 de hauteur du sol, sans que le cube de la pièce puisse être inférieur à 20 mètres cubes.

Chaque pièce sera munie d'un tuyau de fumée et sera aérée directement par une ou plusieurs baies dont l'ensemble devra présenter une section totale au moins égale au huitième du sol de ladite pièce.

Toute partie lambrissée sera disposée de façon à défendre l'habitation contre les variations de la température extérieure.

Art. 35. — Les cages d'escaliers seront éclairées et aérées convenablement dans toutes leurs parties.

Art. 36. — En aucun cas, les jours de souffrance ou de tolérance ne pourront être considérés comme baies d'aérations.

Art. 37. — Les écuries particulières ainsi que leurs dépendances (cour, aire aux fumiers, etc.) devront être maintenues constamment en parfait état d'entretien et de propreté. Des dispositions efficaces y seront prises pour empêcher qu'elles n'incommodent le voisinage par leur mauvaise odeur ou le bruit des animaux.

Elles mesureront au moins 2 m. 80 de hauteur sous plafond et réserveront à chaque animal un cube d'air minimum de 25 mètres. En outre des portes et des châssis vitrés nécessaires pour assurer un bon éclairage, une ventilation permanente sera établie au moyen de conduits spéciaux, de 4 décimètres carrés, s'élevant au-dessus des constructions voisines comme réduite à 6 mètres, de sorte que dans de telles maisons ce n'est guère qu'à partir du quatrième étage que les logements peuvent être considérés comme éclairés. » On peut se demander avec lui pourquoi, la hauteur de la maison étant la même, on n'impose pas aux cours intérieures une largeur égale à celle de la rue, soit 12 mètres ?

Cette largeur de 6 mètres peut même être réduite à 3 mètres pour les courettes aérant des cuisines, enfin les antichambres, couloirs et waters-closets peuvent prendre jour sur des courettes n'ayant pas plus de 1 m. 90. Si on ajoute à cela que beaucoup de ces courettes sont fermées tantôt à leur partie supérieure, tantôt à la hauteur d'un étage par un vitrage formant toiture, on comprendra comment il se fait que l'éclairage et l'aération des étages inférieurs situés sur cours, laissent tant à désirer !

les conduits de fumée, à raison d'un par groupe ou fraction de trois chevaux.

Leurs murs, leur sol et celui de l'aire aux fumiers seront imperméables. Des pentes convenables et des ruisseaux conduiront les urines, purins et eaux de lavage à des orifices d'évacuation pourvus d'une occlusion hermétique permanente et reliés à la canalisation générale de l'immeuble.

Les fumiers seront enlevés tous les trois jours au moins, avant 9 heures du matin.

En cas de gêne manifeste pour les voisins, les fumiers devront être enlevés tous les jours.

L'habitation permanente de nuit est interdite dans les écuries,

Toutes les pièces d'une habitation doivent avoir des dimensions telles que ceux qui les occupent y trouvent le volume d'air (1) qui leur est nécessaire.

Un homme adulte faisant en moyenne de 18 à 20 respirations par minute, soit 1200 par heure et 28.800 en 24 heures et introduisant dans ses bronches en moyenne 500 centimètres cubes d'air, soit un demi-litre à chaque inspiration; il en résulte, qu'en 24 heures il lui faut au minimum 14.400 litres, soit de 14 à 15 mètres cubes d'air (2). Si on tient compte que la proportion d'acide carbonique ne doit jamais dépasser $\frac{7}{10.000}$ on arrive à un mini-

1. On sait que la composition de l'air par mètre cube est de : Azote : 789 lit. 80 ; oxygène : 209 l. 90 : acide carbonique : 0 l. 3 ; ammoniaque : de 1/2 à 5 milligrammes ; l'air renferme toujours en outre un peu de vapeur d'eau en quantité variable. La quantité normale d'oxygène ne doit pas descendre à plus de 20,80 0/0 dans les chambres ; dans les caves elle s'abaisse parfois à 15 0/0. A 10 0/0 l'atmosphère est asphyxiante. Quant à l'acide carbonique il est reconnu aujourd'hui qu'il joue le rôle d'un véritable poison agissant sur les centres nerveux. Lorsque sa quantité augmente de plus en plus, son exhalation s'affaiblit pour devenir nulle. Il est alors absorbé par les poumons, et s'accumule dans les tissus pour provoquer des accidents toxiques.

2. Dans un air confiné le phénomène de la respiration est considérablement ralenti et les globules rouges du sang ne trouvant pas dans les poumons la quantité d'oxygène qui leur est nécessaire, il en résulte une véritable asphyxie.

mum de 20 mètres cubes ; dans la pratique on accorde de 30 à 40 mètres cubes à chaque personne. Pour les chambres à coucher les hygiénistes sont d'accord pour reconnaître qu'il ne faudrait pas descendre au-dessous de 45 mètres cubes. Mais dans un grand nombre de logements insalubres, comme nous le verrons dans la suite, ce chiffre descend au-dessous de 10 pour atteindre même 3 mètres cubes !

Dans certains cas on peut exceptionnellement descendre au-dessous de 30 mètres cubes ou 40 mètres cubes, mais à la condition que le local soit soumis, lorsque la fenêtre et la cheminée ne suffisent pas, à une ventilation énergique, à l'aide d'un appareil spécial.

L'air doit être renouvelé fréquemment dans les pièces habitées et cette mesure a une telle importance qu'on peut dire qu'il est plus hygiénique de vivre dans une pièce trop petite mais bien aérée que dans une vaste chambre dont l'air est renouvelé d'une façon insuffisante.

Pour que l'aération se fasse dans de bonnes conditions, il faut que les fenêtres soient aussi hautes que possible pour favoriser l'accès de l'air pur et l'évacuation des gaz et de l'air vicié. « Partout où l'autorité a eu à déterminer les conditions de salubrité des maisons, elle a prescrit pour les fenêtres des dimensions proportionnées à celles des chambres. A New-York, la surface totale de la fenêtre ou des fenêtres de chaque chambre ne peut avoir moins du dixième de la superficie totale de la pièce. La partie supérieure doit être placée à 2 m. 28 au moins au-dessus du plancher. A Paris, le règlement du 22 juin 1904 fixe au sixième de la surface du sol celle des fenêtres, sauf pour l'étage le plus élevé de la maison, où cette surface est réduite au huitième de celle de la pièce. Il n'est rien prescrit pour la hauteur des fenêtres et il faut le regretter (1). »

En général on donne aux fenêtres une largeur égale à la moitié de la hauteur ; cette dernière ne doit pas être inférieure à 2 m. 10.

Les cheminées, dont un rideau permet de régler à volonté l'orifice, peuvent encore être employées pour l'aération des pièces, mais à la condition que les conduites de fumée de l'immeuble soient bien étanches et n'aient entre elles aucune communication ni voulue ni accidentelle, ce qui n'arrive que trop souvent et est la cause de nombreuses asphyxies produites par la descente des gaz de la combustion.

La ventilation la plus rationnelle consiste à établir à la partie supérieure de la pièce une ouverture communiquant avec le tuyau de fumée pour l'évacuation de l'air chaud et vicié, et près du plancher, une prise d'air frais prove-

1. M. Juillerat. L'Habitation Urbaine. *Revue d'hygiène et de police sanitaire*, 20 décembre 1904.

nant, non de la cave d'où il arriverait chargé de moisissures, mais de l'extérieur, à une hauteur du sol qui ne doit pas être inférieure à 2 mètres. Comme l'air des villes n'offre pas toujours toutes les garanties voulues, il sera préférable, avant de le faire entrer dans les appartements, de le tamiser au travers d'une couche d'ouate ou de charbon pour le débarrasser de ses poussières et impuretés et le rendre aseptique.

La ventilation peut également être effectuée au moyen de vitres perforées ou garnies à leur partie supérieure de lames de verre qu'un levier permet d'ouvrir ou de fermer à volonté. On peut encore faire usage du ventilateur à mica ou du moulinet que l'on fixe dans les carreaux.

Les appareils employés pour le chauffage des habitations doivent satisfaire à trois conditions : une répartition uniforme de la température, un bon rendement économique et enfin une évacuation aussi complète que possible des produits de la combustion.

Parmi les divers modes de chauffage, mentionnons la cheminée, le poêle et le calorifère.

La cheminée est, sans contredit, celui qui est le moins économique, la chaleur utilisée n'étant que le 1/10 de la chaleur produite, mais comme les 9/10 restant servent à activer le tirage il en résulte qu'au point de vue de l'hygiène elle est très recommandable.

Les poèles, dont le plus simple est le poêle à colonne, sont plus avantageux au point de vue de l'économie, mais les joints des tuyaux qui ferment rarement d'une façon satisfaisante, laissent échapper dans la pièce une partie des gaz de la combustion, parmi lesquels l'oxyde de carbone, dont la toxicité est connue de tous et qui est d'autant plus dangereux qu'étant inodore, rien ne vient révéler sa présence (1).

Les calorifères à chauffage central présentent sur les cheminées et les poèles l'avantage de répartir uniformément la température. Ils peuvent être à air chaud, à eau chaude ou à vapeur. Ils se composent en principe d'une chaudière d'où part une canalisation se ramifiant dans les différentes pièces.

Dans le calorifère à air chaud, l'air doit toujours être puisé non dans les caves, pour les raisons que nous avons données plus, haut mais à l'extérieur, au moyen de prises placées au moins à deux mètres du sol.

L'air chaud circule dans des gaines et est rejeté dans les pièces qu'il doit chauffer par des bouches grillées munies d'appareils filtrants contenant des couches d'ouate ou d'étoffe appropriée qui retiennent les poussières que

1. MM. Hauger et Pescheux ont inventé un « auto-révélateur » basé sur la variation apparente de poids d'un corps plongé dans l'air ordinaire ou dans un gaz de densité différente.

l'air chaud entraîne avec lui et projetterait sans cela dans les habitations. Il est bon de mêler à l'air chaud un peu de vapeur d'eau, car l'air trop sec est mauvais pour les poumons.

Les calorifères à eau chaude ou à vapeur sont construits suivant un principe analogue, seulement les bouches par lesquelles s'échappe l'air chaud sont dans ce cas remplacées par des tuyauteries repliées et contournées plusieurs fois sur elles-mêmes pour augmenter la surface de rayonnement. Il est bon de placer toutes ces canalisations apparentes pour utiliser le rayonnement de leur surface et retrouver plus facilement les fuites quand il s'en produit. Des robinets disposés sur la canalisation permettent de régler le chauffage à volonté. Le chauffage à eau chaude a l'inconvénient d'avoir une installation coûteuse, et de présenter des chances de fuite. Il a, par contre, le grand avantage de permettre de réaliser une économie de combustible. En effet, tandis que dans le calorifère à vapeur on est obligé de chauffer l'eau jusqu'à l'ébullition, quelle que soit la température que l'on veuille obtenir, avec le calorifère à eau chaude on n'a besoin de ne porter cette dernière qu'à la température voulue, d'où économie forcée dans le combustible.

Lorsque l'eau fournie aux habitants d'une ville n'est pas absolument pure, et c'est malheureusement le cas dans beaucoup de petites villes, il est nécessaire avant de s'en servir pour la boisson ou les usages culinaires, de lui faire subir un correctif. Le meilleur de tous est l'ébullition M. Miquel a fait des expériences pour déterminer le nombre des bactéries contenues dans une eau qu'il chauffait pendant dix minutes à des températures variant de 70° à 100° ; il a pu constater ainsi que ce nombre allait en diminuant d'autant plus que la température s'élevait, et qu'une ébullition à 100° prolongée pendant dix minutes débarrassait complètement une eau de toutes ses bactéries. Le mieux est encore de faire bouillir l'eau à deux reprises différentes pendant dix minutes chaque fois. Les spores qui sont plus résistantes que les bactéries qui leur ont donné naissance et qui ont pu échapper à la première ont, entre les deux ébullitions, le temps de se transformer en bactéries adultes, qui sont alors détruites par la seconde (1).

Quels que soient au point de vue de la sécurité les avantages que présente l'ébullition, on conçoit que ce procédé n'est pas d'une pratique journalière et s'il est bon de l'employer en temps d'épidémie on peut se contenter en temps normal de filtrer l'eau de boisson. On employait autrefois des fontaines dans lesquel-

1. Voir notre brochure « Cellule et Microbe ».

les on versait la quantité d'eau nécessaire pour les besoins de la journée, sur le côté une cloison en terre poreuse laissait filtrer l'eau destinée à l'alimentation. Parfois on déposait une couche de charbon de bois sur la cloison filtrante, et cette pratique conduisit à faire des filtres à charbon ayant la forme d'une cloche. Il a été reconnu que l'on ne pouvait avoir qu'une confiance très limitée dans ces différents filtres, et que le seul que l'on devait employer était le filtre du système Chamberland, qui fonctionnant avec ou sans pression donne, à la condition d'être bien entretenu, une sécurité absolue, puisqu'il permet d'obtenir avec l'eau la plus souillée de germes un liquide absolument inoffensif. La figure ci-contre représente un filtre Chamberland, dit par aspiration qui est le plus simple et peut fonctionner sans pression. C'est une sorte de siphon dont une des branches est représentée par un tube creux en porcelaine dégourdie A appelé bougie, ou une série de tubes du même genre reliés par un tube collecteur C. La grande branche de ce siphon est formée par le tube d'appel DFT qui déverse l'eau filtrée dans le réservoir S. Il est composé de deux parties en caoutchouc D et T reliées par un large tube de verre F qui sert pour amorcer l'appareil. A cet effet, on détache le tube D du tube de verre que l'on remplit par l'extrémité E, d'eau préalablement filtrée ou bouillie, en pinçant avec les doigts l'extrémité inférieure du tube T. On rattache alors le tube D en E au tube de verre F et on laisse l'eau s'écouler par le tube T. Le vide qui en résulte dans le tube de verre détermine un appel, d'abord de l'air contenu dans l'intérieur des bougies, puis de l'eau qui ne tarde pas à passer à travers la surface poreuse dont elles sont formées. Le rendement d'un tel filtre peut être évalué à 5 litres par bougie (Fig. 2).

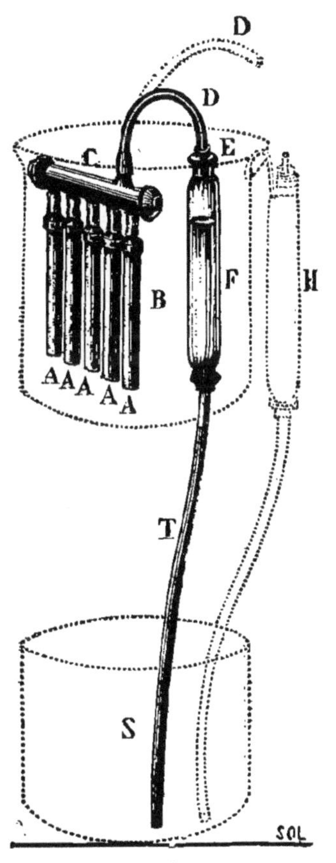

Fig. 2. — Filtre de Chamberland.

Lorsqu'on veut avoir de l'eau filtrée instantanément, on peut faire l'aspiration au moyen d'une petite pompe à main qui fait le vide dans le récipient à remplir, comme on peut le voir par la figure ci-contre (Fig. 3).

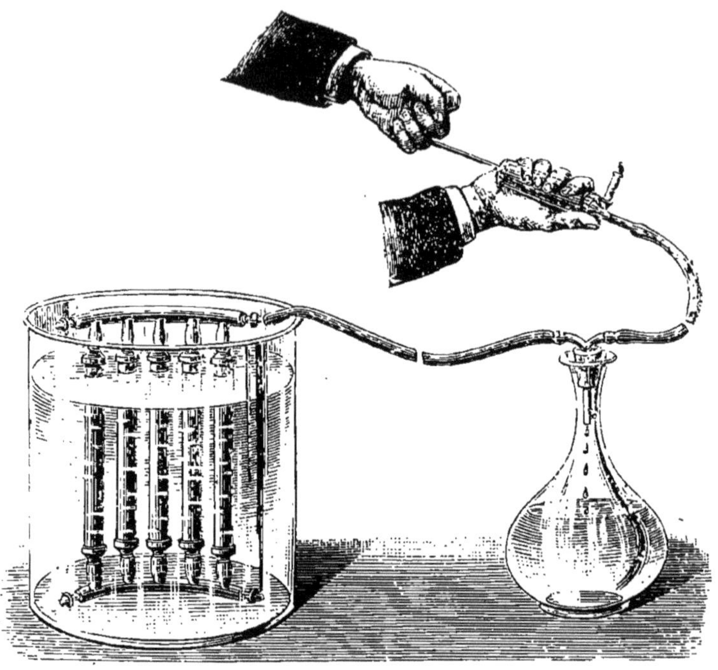

Fig. 3. — Filtre. Chamberland instantané.

Lorsque, comme c'est le cas, en général, dans les villes, l'eau est distribuée avec une certaine pression, on adapte directement sur la colonne montante un tube métallique dans l'intérieur duquel se trouve la bougie munie d'un tube de déversement. Par suite de la pression, l'eau contenue dans la partie intermédiaire entre le tube métallique et la bougie passe dans cette dernière, d'où elle ressort filtrée par le tube de déversement.

Les impuretés se déposant sur la surface extérieure de la bougie, il est bon d'en effectuer le nettoyage de temps en temps pour lui rendre ses qualités premières; il suffit pour cela non pas de la brosser énergiquement comme on s'en contente quelquefois, mais en plus de la faire bouillir pendant vingt minutes ou mieux deux fois dix minutes pour les raisons exposées précédemment.

Ayant déjà parlé des eaux ménagères, nous ne reviendrons pas sur la question, mais nous dirons deux mots de l'évacuation des ordures ménagères.

A Paris elles sont déposées sur la chaussée dans des boîtes spéciales appelées « Poubelles » vidées le matin de bonne heure dans des tombereaux qui les emportent hors de la ville.

A Pétersbourg un ingénieur M. Leschewitch a imaginé un « destructeur brûleur des rejets » qui consiste en une sorte de hotte qui peut s'adapter au fourneau de cuisine et à la partie supérieure de laquelle on jette les déchets; ceux-ci sont desséchés et tombent dans le fourneau où ils sont consumés.

Dans certaines villes d'Allemagne les ordures ménagères sont déversées chaque jour dans une boîte commune pour tous les locataires d'un immeuble, et qui est placée dans la cour au fond d'une niche. Dans quelques villes anglaises elle est placée sous le trottoir ainsi que le fait voir la figure ci-contre (Fig. 4).

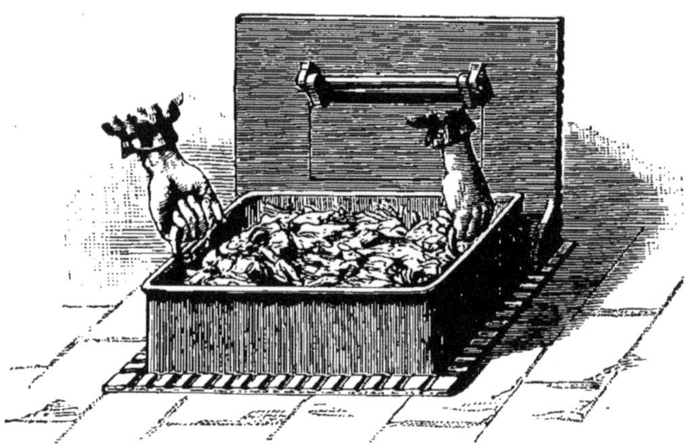

Fig. 4. — Boîte à ordure commune.

M. Levallois de Rouen a imaginé de déposer la boîte commune des locataires d'un immeuble dans une niche. La partie supérieure de cette niche se termine par une conduite d'évent s'élevant jusqu'à la toiture et recevant au moyen de branchements les ordures de chaque étage.

L'atmosphère contenant en suspension beaucoup de poussières dont quelques-unes sont inertes et inoffensives, mais d'autres vivantes et nuisibles (1), on ne saurait trop se mettre en garde contre leur envahissement. Il faut donc

1. Parmi ces dernières se trouvent les microbes pathogènes dont quelques-uns très virulents tels que le bacille de la tuberculose, celui de la diphtérie, etc... sont très dangereux pour notre organisme.

faire en sorte que nos habitations en renferment le moins possible et que celles qui y ont pénétré soient facilement enlevables.

D'après le Dr Guiraud c'est sur les planchers que se trouvent le plus de poussières dont une grande partie doit être apportée du dehors par nos chaussures.

Des analyses d'air, faites à différentes hauteurs, ont prouvé que les poussières vont graduellement en diminuant jusqu'à 2 mètres environ. Les rainures des planchers en particulier en contiennent une grande quantité. Par le balayage (1) elles sont soulevées et retombent sur les meubles, il faut donc oblitérer toutes les fentes avec des mastics divers dont un des meilleurs est le mastic antiseptique et l'encaustique pulvérifuge de Coppin.

Les moulures et les tentures tendent à être supprimées dans l'ornementation depuis que l'on a reconnu qu'elles étaient de véritables réceptacles de poussières. Les tapis fixes sont de plus en plus remplacés par des carpettes plus faciles à nettoyer. La peinture vernissée et laquée facilement lavable s'emploie presque exclusivement dans les habitations confortables et on peut espérer que, d'ici peu, son usage se sera complètement généralisé.

1. Le balayage devrait toujours être fait avec un linge humide ou avec un balai américain pour emprisonner les poussières.

Nous terminerons enfin ce chapitre en exprimant le vœu que dans les immeubles un peu confortables chaque appartement possède une salle de bain. La baignoire, en effet, qui est d'un usage courant à l'étranger (1), semble être en France un objet de luxe.

Après avoir passé en revue tous les desiderata que doit remplir une habitation construite dans des conditions hygiéniques, nous allons jeter un coup d'œil sur la triste réalité de ce qui existe encore de nos jours dans certains quartiers populeux où se trouve entassée la population des grandes villes.

Des logements insalubres et du surpeuplement.

La pioche du démolisseur qui, dans un grand nombre de villes, a transformé de vieux immeubles en nouvelles constructions spacieuses et hygiéniques n'a pu encore atteindre certains quartiers, les uns situés dans le centre où le petit commerce s'est obstiné à séjourner, et les autres à la périphérie où s'est réfugiée la popu-

1. Parmi les peuples réputés par leur propreté, il faut citer les Finois, les Tyroliens, les Suisses, les Hollandais, les Flamands, les Anglo-Saxons et, en tête de tous, les Japonais. On pourrait dire, en effet, sans être taxé d'exagération, qu'au Japon chaque famille a sa baignoire.

lation ouvrière, chassée des quartiers neufs par le prix exagéré des locations.

C'est là que se trouvent les logements insalubres par excellence où l'air et la lumière ne pénètrent qu'à regret. Là que vivent entassées des familles épuisées par une alimentation insuffisante pour parer à un excès de travail ou aux souffrances de la misère; mais c'est là aussi qu'éclatent, tout d'abord, les épidémies dès qu'elles font leur apparition dans une grande ville.

Il est donc du devoir de l'hygiéniste de signaler aux pouvoirs publics ces logements isolés ou réunis en lots dans les grandes villes pour qu'ils soient rasés et qu'à leur place s'élèvent, sous l'impulsion de philanthropes, ces demeures simples mais propres et hygiéniques que la société moderne doit aux travailleurs de toute sorte.

Les logements occupés par la classe ouvrière sont de deux sortes. Les logements non garnis qui sont loués généralement par un ouvrier et toute sa famille. La location se fait au terme, le locataire apportant ses meubles. Les logements garnis ou simplement les garnis sont loués à des ouvriers qui viennent dans une ville pour un travail de peu de durée ou qui sont de passage. Ils se composent, en général, d'une ou deux chambres ou cabinets meublés.

Mais les cités casernes, construites dans certains grands centres par la spéculation pour servir, je ne dirais pas de logements, mais de repaires à des milliers de malheureux qui y vivent dans des conditions hygiéniques qui sont la honte de notre époque, dépassent tout ce que l'on peut imaginer et il est difficile de s'en faire une idée quand on ne les a pas visités.

Les immeubles de ce genre bondés de déshérités doivent être l'objet d'une surveillance toute spéciale de la part des commissions des logements insalubres. Sur un escalier étroit et sombre s'ouvrent sur le palier ou à mi-étage des W. C. souvent sans porte et où l'eau fait totalement défaut. Nous passons sous silence les odeurs qui se dégagent de ces escaliers, des éviers des cuisines, etc... Les pièces qui, le soir, sont bondées d'habitants sont privées d'air et de lumière ces deux facteurs si nécessaires, pour ne pas dire indispensables à la santé. Comment s'étonner que dans ces conditions les malheureux locataires de ces immeubles payent un si lourd tribut à toutes les maladies transmissibles en général, et en particulier à la tuberculose, ce ce fléau du siècle !

Combien de ces soi-disant chambres au lieu des 15 mètres cubes que nous avions trouvés précédemment n'en présentent que 5, 4 et même 3 ! Combien n'ont pour les aérer que la petite porte qui sert à y pénétrer ! Combien de ces pièces servent de logement à toute une famille ! Il y a à Paris, dit J. Arnould, de vingt-cinq à trente mille familles de cinq à six personnes qui ne disposent que d'une seule pièce et dans cette pièce unique, que d'un seul lit (1)! M. J. Bertillon estime qu'il existe actuellement à Paris 341.000 individus qui ne disposent pas de plus de la moitié d'une pièce. Il y a encore plus de 1.000 familles comprenant au moins six personnes et formant un ensemble de 11.500 individus qui s'entassent dans une seule pièce et plus de 11.000 familles, formant un total de 70.000 personnes, dans deux pièces.

Sur 200 familles d'ouvriers visitées à Paris, le Dr Binault en a trouvé : 106 occupant une seule pièce ; 41, deux pièces ; 11, trois pièces ; et 42 habitant dans une cave.

Notre capitale est une des villes où l'entassement de la population est le plus grand. Chaque maison renferme en effet : à Londres : 58 habitants ; à Philadelphie : 10 ; à Berlin : 32 ; à Paris : 35 ; à Vienne : 55.

Déjà à l'occasion de l'épidémie de choléra de 1832, on avait constaté que c'était dans les rues étroites de la partie basse du quartier très populeux de la Sorbonne que la mortalité avait sévi avec le plus de rigueur atteignant la proportion de 1 sur 32 habitants.

A l'étranger, notamment en Angleterre et en

1. Un rapport de l'Assistance publique sur les 30.603 ménages secourus d'une façon constante confirment l'exactitude de ces chiffres.

Allemagne, des constatations du même genre avaient été faites et il en était résulté une série de mesures destinées à enrayer le surpeuplement.

En étudiant la mortalité à Budapesth, Kurosi a trouvé que pour 1.000 habitants, elle était de :

20	dans les chambres habitées par :	1 ou 2	personnes
29	—	3 à 6	—
32	—	6 à 10	—
79	—	plus de 10	—

M. le Dr J. Bertillon a fait pour Paris deux séries de cartes très démonstratives. Dans une première les différents quartiers de la capitale étaient représentés recouverts d'une teinte d'autant plus foncée que la population y était plus dense. Dans une seconde, relative à la mortalité par la tuberculose, il avait recouvert les divers quartiers d'une teinte d'autant plus foncée que les ravages causés par cette maladie y étaient plus grands. Or les deux cartes était identiquement superposables. Ce fait démontre surabondamment que l'insalubrité des logements est un des facteurs principaux de la tuberculose avec l'alcoolisme et le surmenage.

Il résulte de tout ce qui précède, que pour lutter contre les progrès de la tuberculose, il faut poursuivre les logements insalubres, ceux qui sont privés d'air et de lumière ; mais pour les atteindre il faut les connaître et c'est ce que permet de réaliser l'organisation du casier sanitaire des maisons dont le fonctionnement à Paris donne de très bons résultats. Nous allons exposer brièvement en quoi il consiste.

Chaque dossier de maison est composé de la manière suivante :

1° Une chemise portant l'indication de l'arrondissement, du quartier, de la rue, et du numéro de l'immeuble.

2° Un plan au deux millièmes de la maison avec l'indication des canalisations, fosses, puisards, puits, fontaines, etc...

3° Une description de l'immeuble.

4° Une feuille relatant la date et la nature des décès produits par maladies transmissibles.

5° Une feuille indiquant les diverses désinfections effectuées et les causes qui les ont nécessitées.

6° Un rapport sur la nature des travaux prescrits, s'il y a lieu, par le bureau d'hygiène avec une indication sur la suite qui y a été donnée.

7° Une feuille contenant le résultat des enquêtes sanitaires, chaque fois que ces enquêtes auront été reconnues nécessaires.

Tous les dossiers des maisons d'une même rue sont classés ensemble dans une chemise renfermant elle-même quelques indications utiles à connaître sur la rue tels que sa largeur et sa longueur, le nombre de ses habitants, le système d'égouts, la canalisation d'eau, etc...

Du 1er janvier 1894 au 1er janvier 1905, le service du Bureau de l'Assainissement du casier sanitaire, sous la direction de M. Juillerat, a pu constituer les dossiers de 79.982 maisons réparties dans 4.200 voies publiques et s'étendant sur une longueur de 1945 kilomètres (1).

Pendant l'année 1905 le nombre des décès par maladies transmissibles signalées dans les dossiers s'est élevé à 138.766 et le nombre des désinfections à 283.157.

L'intervention du service pendant cette même année a provoqué 251 enquêtes sanitaires.

On a pu constater également que pendant la période qui s'est écoulée de 1893 à 1904, la tuberculose a fait 138.766 victimes réparties sur 39.477 maisons. Près de 12.000 décès se sont produits dans 820 immeubles qui, de ce fait, ont été reconnus comme des foyers de tuberculose. Ainsi qu'on pouvait s'y attendre sur ces 820 maisons 195 sont des hôtels garnis qui présentent une mortalité moyenne de 19,26 p. 1000 au lieu de 8,44 qui est la moyenne pour les autres maisons. Comme le cas se présente fréquemment dans les grands centres les quartiers où la mortalité est la plus considérable sont ceux du centre (ou vieux quartiers) et ceux de la périphérie. Ils sont représentés par les

1. En tenant compte des numéros pairs et des numéros impairs.

rues situées dans les IVe, Ve, XIe, XIIe, XIVe et XIXe arrondissement.

Ainsi qu'on peut s'en rendre compte par ce qui précède si le mal causé par les habitations insalubres et surpeuplées est considérable, des efforts ont été tentés pour en atténuer les effets, en attendant qu'il disparaisse complètement. Nous verrons comment grâce aux habitations à bon marché, l'ouvrier peut arriver à se procurer à peu de frais une habitation commode et hygiénique dont il peut devenir facilement propriétaire.

Des Habitations ouvrières.

Depuis près d'un demi-siècle les hygiénistes et les économistes se sont donné comme tâche très louable de procurer aux familles ouvrières des logements hygiéniques et commodes présentant assez d'attraits pour retenir à son foyer l'ouvrier que le cabaret attire hélas ! trop souvent. Le but que ces philanthropes se proposent d'atteindre est de substituer aux logements garnis ou non et surtout aux immenses cités ouvrières, où les travailleurs vivent entassés dans une promiscuité dangereuse pour la santé morale et physique, de petites maisons dans lesquelles on s'efforce de réunir toutes les conditions requises par l'hygiène. Chaque famille occupe une maison distincte, tantôt ces demeures sont isolées au milieu d'un petit jardin, tantôt au contraire, elles sont accolées deux à deux ou quatre à quatre, mais elles doivent toujours être disposées de façon à ce que l'air et la lumière y entrent largement, les architectes devant toujours se souvenir du proverbe : « Là où entre la lumière, la maladie n'entre pas ». Il est avantageux à tous les points de vue d'établir ces habitations à la périphérie des villes, aux endroits qui sont reliés au centre par des modes de locommotion rapides et peu coûteux.

Un grand nombre d'habitations ouvrières ont été construites dans tous les pays, mais il est juste de reconnaître que la solution de la question nous est venue d'Angleterre où le problème s'était posé tout d'abord avec une grande acuité.

Par suite de l'essor que prit l'industrie, en quelques années la population ouvrière s'accrût avec une grande rapidité dans les grands centres manufacturiers et il se produisit, dans certains quartiers populeux, un surpeuplement effrayant auquel le Gouvernement anglais se préoccupa de porter remède.

Une société se fonda à Londres, le 15 septembre 1841, sous le nom de *Metropolitan Association for improving the dwellings of the industrious classes* (*Association métropolitaine pour l'amélioration des classes ouvrières*). Ses débuts furent difficiles et la perspective de fournir aux ouvriers des logements salubres pour un loyer minime était plus faite pour tenter des philanthropes que des capitalistes ; heureusement le prince Albert, venant en aide aux fondateurs de cette œuvre généreuse, se mit à la tête du mouvement et, sept ans après, le 14 juillet 1848, la première maison répondant au but projeté était construite.

Dès lors l'œuvre se trouva lancée et plusieurs sociétés se fondèrent successivement dans le Royaume Uni où elles vont toujours en prospérant. Tantôt les maisons sont construites sur un plan uniforme, tantôt, au contraire, leurs dimensions varient suivant le prix que le locataire peut y mettre, mais toutes se signalent par leurs qualités essentiellement pratiques et l'observation la plus stricte de toutes les règles de l'hygiène. Dans quelques-unes de ces sociétés, ce sont des dames qui sont chargées de recueillir le montant des loyers et elles en profitent pour donner aux locataires des notions de propreté et parfois même de morale ! Ajoutons que malgré le nombre des maisons construites, le dixième à peine des travailleurs de la grande cité anglaise trouve à se loger dans ces habitations.

La France est sans contredit avec l'Angleterre la nation où la question des habitations ouvrières a le plus préoccupé les hygiénistes. Un industriel de Mulhouse, M. André Kœchlin, construisit, en 1835, autour de son usine, trente-six petites maisons pour loger le personnel de son usine. Au point de vue strict de la date, la France aurait donc été la première à s'occuper de cette question, mais ce ne fut qu'en 1851 que fut créée, sous l'inspiration de M. Jean Dollfus, la première société qui prit pour titre : *Société mulhousienne des cités ouvrières.* Son but était, comme toutes les sociétés analogues, de procurer des logements propres aux ouvriers des usines des environs de Mulhouse. Le capital engagé était de 355.000 fr., mais l'Etat fournissait une subvention de 300.000 francs. En 1853 la société put construire cent maisons, dès lors l'essor était donné en France, il ne devait plus s'arrêter.

La plupart des grandes Compagnies industrielles, le Creusot en tête, font construire des maisons qu'elles louent pour une somme très modeste à leurs ouvriers, tantôt elles autorisent les locataires à en devenir propriétaires, tantôt, au contraire, elles ne leur permettent pas, tenant à réserver ces habitations pour leur personnel.

Napoléon III, suivant l'exemple qui lui avait été donné à Londres par le prince Albert, voulut faire construire des logements ouvriers à Paris, mais ils furent édifiés avec trop de luxe pour le but que l'on se proposait ; le prix du loyer en fut trop élevé et la location s'en fit mal.

M. Émile Cacheux a créé à Paris la cité des Lilas. Pour des prix réellement modestes, il arrive à loger convenablement de nombreux ménages d'ouvriers. Il a construit pour la *Société Anonyme des habitations ouvrières de Paris-Auteuil*, cinquante maisons habitées par cinquante familles. Les plus petites maisons reviennent à 5.500 francs et sont louées 220 francs.

Souvent des administrations de bienfaisance reçoivent des donations ou legs leur permettant d'édifier des habitations d'un prix très abordable. La Société Philanthropique de Paris est dans ce cas. Parfois les revenus sont capitalisés et servent à bâtir au fur et à mesure de nouvelles maisons.

Le mouvement s'est étendu de Paris à la province, Lille, Reims, Orléans et enfin Le Havre possèdent des Sociétés d'habitations ouvrières. Dans cette dernière ville M. Jules Siegfried a fondé, en 1871, la *Société havraise des cités ouvrières* qui, au 31 décembre 1884, avait construit cent dix-sept maisons. Elles coûtent de 3.000 à 3.600 francs.

M. M. G. Picot et Duchemin ont créé à Rouen la *Société des petits logements* qui construit des maisons à locataires, chaque appartement ayant eau et buanderie quel que soit l'étage. La maison revient en moyenne à 5.000 francs par étage.

Marseille enfin, grâce à M. Eugène Rostan, a été dotée d'une *Société des habitations salubres à bon marché.* On peut espérer que, grâce aux améliorations apportées par cette Société, dans le logement de l'ouvrier, les épidémies, qui font tant de ravages dans cette grande ville, seront un peu enrayées.

On a pu, du reste, constater que la création d'habitations salubres pour les ouvriers coïncidait avec une diminution dans la mortalité. Le Gouvernement de la République s'est efforcé d'en favoriser le développement et la Loi Siegfried de 1894 autorise la caisse des dépôts et consignations et le bureau de bienfaisance à employer leurs capitaux jusqu'à concurrence du cinquième en amélioration des logements ouvriers. Ces maisons sont affranchies des impôts pendant les cinq premières années.

Le mouvement s'est étendu à la Belgique, la Hollande, l'Allemagne, la Suisse, le Danemark, l'Italie et même l'Espagne. Les États-Unis ont voulu suivre également le progrès, et les villes de New-York et de Philadelphie doivent être signalées tout particulièrement. Dans cette dernière, entre autres, on compte 50.000 ouvriers sur 185.000 qui sont propriétaires de la maison qu'ils habitent (1).

1. Consulter l'*Encyclopédie d'hygiène et de médecine publique*. Livre III.

Des établissements publics.

Sous ce titre très vaste on peut faire rentrer tous les édifices qui mériteraient le nom d'habitations collectives tels que les hôpitaux, les écoles, les casernes, les hôtels, etc... et ceux dans lesquels le public est amené à séjourner accidentellement un laps de temps plus ou moins long, tels que les établissements de bains, les salles de théâtre ou de concert, les salles qui servent à la célébration du culte, les grands magasins, les bibliothèques, etc... On conçoit que cette étude serait beaucoup trop vaste pour trouver place ici, aussi nous bornerons-nous, dans les quelques lignes qui suivent, à signaler ce qui a été fait ou ce qui pourrait encore être réalisé pour donner toute satisfaction aux exigences de l'hygiène.

Disons d'abord que l'emplacement occupé par les divers édifices n'est pas indifférent. Si les hôpitaux, les écoles et les casernes sont mieux placés à la périphérie, les bibliothèques, les théâtres, les édifices du culte, les hôtels, etc... doivent être, au contraire, au centre des villes. Les premiers ayant besoin d'air pur et de calme, tandis que les seconds doivent se trouver à portée de tous au milieu du mouvement et de l'activité des affaires.

Le nombre des hôpitaux est aujourd'hui d'environ seize cents en France, malheureusement douze cents sont antérieurs au XIXe siècle et n'ont pu être transformés pour satisfaire aux conditions hygiéniques réalisées par les hôpitaux construits depuis vingt ans. La plupart des hygiénistes (Rochard, Napias, Martin,etc...) estiment que les hôpitaux doivent être construits sur un terrain vaste, sec, salubre, accessible à l'air et à la lumière et suffisamment écartés pour ne pas être englobés ultérieurement dans les quartiers populeux. L'orientation la meilleure semble être celle du midi. Le nombre des lits, d'après la Société de chirurgie et la Société de médecine publique, ne doit pas dépasser cinq cents par hôpital pour que les malades puissent recevoir tous les soins qui leur sont nécessaires. Les dimensions de ces constructions devraient être telles que l'on puisse compter 40 mètres cubes par malade.

On tend actuellement en France à remplacer l'antique bâtiment unique dont on a reconnu les inconvénients, par une série de pavillons isolés. Quelques-uns d'entre eux sont réservés pour les maladies infectieuses. Nous terminerons ce rapide aperçu en disant que toutes les prescriptions indiquées précédemment pour la maison d'habitation, telles que fenêtres larges et hautes, suppression des corniches, moulures et rideaux, où peuvent se déposer les poussières, doivent y être observées encore plus rigoureusement que partout ailleurs. Dans un certain nombre d'hôpitaux on commence à faire usage de lits en fer facilement démontables avec sommiers à lames métalliques et de tables en faïence ou en tôle émaillée pour remplacer les tables de nuit en bois. Ajoutons enfin que des règlements très stricts ont été édictés au sujet de la désinfection des objets contaminés.

Les casernes sont, en général, constituées par quatre corps de bâtiments réunis les uns aux autres à angle droit et limitant une cour carrée. Ce genre de construction désigné sous le nom de « Type Vauban » a été reconnu comme très défectueux au point de vue de l'aération et de l'ensoleillement, et surtout en cas d'épidémies parce que les diverses chambrées qui communiquent toutes entre elles se prêtent mal aux mesures d'isolement. Dans une étude très intéressante (1) M. le médecin principal Lemoine a fait ressortir les avantages que présentent les pavillons indépendants se rapprochant du « block-system » des Anglais et il est à présumer que c'est ce type qui l'emportera dans l'avenir. On a déjà une tendance à diminuer le nombre des lits des chambrées qui en contenaient autrefois de quarante à quatre-vingts,

1. Lemoine. *Revue d'Hygiène et de police sanitaire.* Paris, 1905.

enfin le cube d'air dans les dernières casernes construites a été élevé pour chaque homme de 12 à 17.

Quant aux établissements scolaires, ainsi que nous l'avons dit précédemment, ils devront être rejetés à la périphérie des villes, quand ils ne pourront pas être transportés tout à fait en dehors en pleins champs, en pleine lumière en plein air tel que le Lycée de Bayonne qui a été reconstruit hors de la ville, à laquelle il est relié par un tramway.

Ces constructions doivent satisfaire à toutes les conditions générales que commande l'hygiène; rappelons que les dortoirs doivent être établis de façon à ce que chaque enfant ait au moins 8 mètres cubes d'air. Les classes ne doivent pas avoir plus de 10 mètres de long sur 7 mètres de large pour que tous les enfants même ceux des derniers bancs puissent lire facilement l'écriture tracée sur le tableau noir. Enfin la hauteur doit être de 4 mètres.

Une pièce de ces dimensions ayant 280 mètres cubes d'air pourra recevoir une cinquantaine d'enfants.

L'aération et le chauffage de tous ces établissements se faisant suivant les modes indiqués précédemment nous n'y revenons pas.

A part quelques nouveaux hôtels à voyageurs qui, dans certains grands centres, étaient aménagés d'une façon hygiénique, on peut dire que la grande majorité d'entre eux laissaient beaucoup à désirer lorsque le Touring-Club a entrepris une campagne très louable contre tous les hôtels qui refusaient de satisfaire aux prescriptions de l'hygiène. Nous ne reviendrons pas sur cette question mais nous insisterons sur la nécessité qu'il y a pour les hôtels à effectuer un nettoyage aussi complet que possible, au moins une fois ou deux par an, des poussières qui ont pu se déposer sur les tapis, objets de literie ou sièges de toutes sortes. Nous ne pouvons à cet effet passer sous silence un mode de nettoyage tout à fait nouveau : « Le nettoyage par le vide » dont l'emploi tend à se généraliser de plus en plus. Sans décrire ici cet appareil nous dirons qu'il se compose d'un moteur électrique ou à pétrole actionnant une pompe qui fait le vide dans un tuyau en caoutchouc à l'extrémité duquel se trouve un tube aplati en métal, nommé *suceur*. Lorsqu'on promène ce suceur sur l'objet à nettoyer, le vide, fait par la pompe, produit un appel de la poussière qui se trouve sur et même à l'intérieur de l'objet à nettoyer, siège, matelas, couverture, tapis, etc... cette poussière est aspirée par le tube jusqu'à un filtre où elle vient se déposer. Les premiers appareils, quoique portatifs, nécessitaient des moteurs assez puissants, mais on vient de construire des « Aspirator » reposant sur le même principe et ayant le grand avantage de pouvoir être actionnés à la main. Grâce à ce dispositif le nettoyage par le vide est destiné à devenir d'un usage courant même chez les particuliers. Afin de pouvoir, en enlevant complètement la poussière, à la fin de la saison, faire en quelque sorte la désinfection des locaux occupés par les voyageurs, quelques hôtels de Cannes viennent de se procurer des appareils par le vide. Nous sommes heureux de leur adresser à cet effet toutes nos félicitations et nous espérons que tous les hôtels ne tarderont pas à suivre cet exemple !

Les prescriptions hygiéniques à l'égard des salles de théâtres ou de concert, des édifices consacrés aux cultes, des locaux, des Grands magasins, des Bibliothèques, des chemins de fer, etc..., pouvant se résumer dans une prompte et aussi complète que possible évacuation des poussières, nous ne pouvons que recommander l'emploi du nettoyage par le vide.

En comparaison des Thermes romains, nos établissements de bains sont bien peu de chose. Les quelques chiffres qui suivent vont nous donner une idée de leur développement pendant le siècle dernier. En 1789, il n'y avait dans Paris que 200 baignoires ; on en comptait déjà 500 en 1816. A la suite de la dérivation de l'Ourcq, qui augmenta la quantité d'eau dont pouvait disposer la capitale, le nombre des établissements de bains s'accrut et, en 1831, on en comptait 78 renfermant 1.374 baignoires. En y ajoutant les baignoires mobiles que l'on transportait à domicile et celles qui se trouvaient dans les établissements de bains sur bateaux on arriva à un total de 3.778. En 1849 il y avait en tout à Paris 126 établissements de bains renfermant 5.958 baignoires (1).

Depuis, le nombre de ces établissements a été constamment en augmentant ; des écoles de natation permanentes ont été créées, l'une rue Rochechouart et l'autre rue de Château-Landon. Dans tous les bassins de natation l'eau est toujours maintenue en mouvement par une cascadeou par une roue à aubes. La capacité est calculée de façon que chaque baigneur ait au moins 3 mètres cubes et demi d'eau. Les cabines sont soumises périodiquement à un nettoyage sérieux et même à la désinfection.

Quels que soient les progrès réalisés, la France reste, à ce sujet, dans un état d'infériorité notoire par rapport à l'étranger, l'Angleterre, l'Allemagne, l'Autriche, la Belgique.

Il existe actuellement, dans la plupart des grandes villes d'Europe, des établissements de bains populaires dont les salles, avec leurs murs passés au ripolin, leur carrelage sur le sol et leur baignoire émaillée, sont d'une pro-

1. Voir l'*Encyclopédie d'Hygiène et de Médecine publique*. Livre III.

preté exemplaire. Une étuve de désinfection y est attachée afin de rendre au baigneur, à sa sortie du bain, ses vêtements désinfectés, et le tout pour la somme de 0 fr. 15. Ces établissements comprennent aussi des cabines de douches avec réservoirs d'eau chaude et d'eau froide fonctionnant par des systèmes tout à fait perfectionnés.

Nous possédons aussi des établissements analogues aux Thermes romains, dans le genre du Hammam de Paris, mais leur prix élevé ne les met pas à la portée de toutes les bourses et en fait plutôt un objet de luxe.

On se rend compte facilement que le linge sale, transporté par les blanchisseurs, peut contenir bien des germes infectieux, surtout quand il provient de personnes malades.

Il était nécessaire d'en assurer le transport dans des récipients clos, pour éviter la contamination, et de faire prendre des précautions à ceux qui le manipulent.

Les pouvoirs publics s'en sont inquiétés à juste titre et ont rendu le décret du 8 avril 1905 (1).

1. *Décret du 8 avril 1905, régissant les blanchisseries :*

Art. 1. — Dans les ateliers de blanchissage de linge, les chefs d'industrie, directeurs ou gérants sont tenus indépendamment des mesures générales prescrites par le décret du 29 novembre 1904, de prendre des mesures particulières de protection et de salubrité énoncées aux articles suivants.

Art. 2. — Le linge sale ne doit être introduit dans l'atelier

Les abattoirs, les halles et les marchés doivent être l'objet d'une surveillance toute spéciale de la part de l'administration. Parmi les hygiénistes les uns préconisent les marchés vo-

du blanchissage par l'exploitant ou son personnel que renfermé dans des sacs, enveloppes spéciales ou tous autres récipients soigneusement clos pendant le transport.

Art. 3. — Le linge sale avec son contenant doit être soit désinfecté avant tout triage, par un des procédés de désinfection admis pour l'exécution de la loi du 15 février 1902 sur la santé publique ou par l'ébullition dans une solution alcaline, soit, à défaut de l'une de ces opérations tout au moins soumis à une aspersion suffisante pour fixer les poussières. Dans ce dernier cas, les sacs, enveloppes ou tous autres récipients, devront être lessivés ou désinfectés. Les mesures de désinfection sont obligatoires pour le linge sale provenant des établissements hospitaliers où l'on reçoit des malades ;

Art. 4. — Les chefs d'industrie, directeurs ou gérants sont tenus de mettre à la disposition du personnel employé à la manutention du linge sale des surtouts exclusivement affectés au travail ; ils en assurent le bon entretien et le lavage fréquent. Les vêtements doivent être rangés dans un local séparé de la salle de blanchissage et de la salle où se trouve le linge propre ;

Art. 5. — Il est interdit de manipuler le linge sale non désinfecté ou non lessivé soit dans les salles du repassage, soit dans les salles où se trouve le linge blanchi ;

Art. 6. — Les eaux d'essangeage doivent être évacuées directement hors de l'atelier par canalisation fermée, etc.

Art. 7. — Les chefs d'industrie sont tenus d'afficher, dans un endroit apparent des locaux professionnels, un règlement qui prescrira l'emploi des vêtements de travail, qui imposera au personnel l'obligation de prendre des soins de propreté à chaque sortie de l'atelier et qui interdira de consommer aucun aliment, ni aucune boisson dans les ateliers de linge sale ;

Art. 8. — Le délai d'exécution des mesures édictées par le présent règlement est fixé à six mois et à trois ans, pour les articles 5 et 6.

lants pour la raison qu'ils sont en plein air et en plein soleil, alors l'administration doit veiller, tout spécialement, à l'enlèvement des déchets dès que le marché est terminé pour que le sol ne reste pas souillé. Dans les marchés fixes les denrées ne sont pas exposées à la poussière comme dans les marchés volants mais les caves, pour ne pas être défectueuses, doivent être largement ventilées et leur toit doit être en verre pour que l'intérieur de ces entrepôts soit suffisamment éclairé.

Les cimetières doivent toujours être placés à la périphérie des villes pour ne pas risquer d'y être englobés dans l'avenir, ce qui est toujours très regrettable. Lorsque les terrains sont limités, on est forcé de faire des inhumations réitérées et, suivant l'expression, il y a « saturation ». Il est à désirer que l'incinération qui n'a encore trouvé que peu d'adeptes en France finisse par pénétrer dans nos mœurs pour le plus grand avantage de la santé publique.

Des dépôts mortuaires, semblables à ceux des cimetières Montmartre et Montparnasse existent dans beaucoup de villes ; malheureusement leur usage n'est pas encore assez répandu. Ces obitoires ont cependant leur utilité pour y déposer les cadavres en attendant l'inhumation lorsqu'un décès s'est produit dans une famille n'ayant qu'une chambre pour tout logement.

Des stations de désinfection.

Il serait à désirer ainsi que le réclament des hygiénistes tels que MM. A.-J. Martin, Allan et J. Vidal, que chaque ville un peu importante soit dotée d'une station de désinfection. Pour avoir les conditions requises, il faudrait installer cette construction en dehors de la ville dans un endroit isolé de façon qu'aucune crainte de contamination ne puisse être à redouter pour le voisinage. Réduit à sa plus simple expression le bâtiment pourrait être divisé en deux parties tout à fait indépendantes, n'ayant entre elles aucun autre moyen de communication que l'appareil à désinfection. Tout dans le local à désinfecter devra être disposé de façon à pouvoir être nettoyé facilement. Le sol sera formé de dalles bien jointoyées et les murs enduits de substances imperméables.

Il va sans dire que des vêtements spéciaux seront fournis au personnel divisé en deux équipes chargées du maniement, l'une des objets à désinfecter et l'autre, de ceux qui ont été désinfectés. Ces deux équipes ne devant, pendant toute la durée du travail, avoir aucune communication entre elles. A l'arrivée des objets contaminés, le personnel chargé de leur réception séparera les objets trop souillés de ceux dont il y a lieu d'effectuer la désinfection.

Les premiers seront brûlés dans un four spécial, les seconds disposés dans la pièce à désinfection sur des tables et des étagères en tôle émaillée puis placées dans l'appareil.

Quand le temps aura été jugé suffisant pour que la désinfection soit complète, la seconde équipe retirera les objets par l'ouverture qui se trouve dans le local qu'elle occupe. Les objets seront de nouveau classés et rangés et finalement rapportés à domicile par des voitures différentes de celles qui auront été les chercher.

La station devra comprendre des appareils portatifs que l'équipe de désinfection transportera avec elle chaque fois que le travail devra être fait à domicile, comme c'est le cas pour les appartements.

Nous n'avons pas à entrer ici dans le détail des différentes méthodes et des appareils employés pour la désinfection, nous dirons seulement qu'elle peut être opérée soit par imbibition et lavage au moyen de solutions froides et chaudes stérilisantes, soit par la vaporisation de vapeurs toxiques pour les microbes, soit encore comme cela se fait le plus souvent par la combinaison de ces deux méthodes (1).

1. Ces méthodes peuvent encore être employées quand on se propose non de détruire des microbes, mais de prévenir leur implantation, dans ce cas la concentration des solutions antiseptiques employées doit être moindre.

De tous les appareils actuellement en cours. celui qui jouit de la plus grande vogue et qui la mérite, est sans contredit le formolateur Hélios. Il consiste à gazéifier des pastilles de formaline et à faire évaporer de l'eau dans la pièce à désinfecter pour en élever le degré hygrométrique, condition qui assure une plus grande valeur antiseptique.

Il offre le grand avantage d'être facilement transportable, et son emploi n'est pas très onéreux puisque pour une pièce de dimensions moyennes. Le prix varie de 3 à 4 francs.

L'article 5 de la loi du 15 février 1902, relative à la protection de la santé publique,déclare que « les mesures de désinfection sont mises à exécution dans les villes de 20.000 habitants et au-dessus par les soins de l'autorité municipale suivant des arrêtés du maire, approuvés par le préfet, et dans les communes de moins de 20.000 habitants par les soins du service départemental. »

Nous ne pouvons qu'approuver nos législateurs d'avoir mis entre les mains des autorités municipales et départementales le soin de la désinfection rendue obligatoire pour un certain nombre de maladies transmissibles. Mais l'article 4 de la loi les a-t-il toutes prévues ? Ne serait-il pas bon de faire même de la désinfection une mesure préventive ? En effet, quoiqu'obligatoire, la déclaration d'une maladie contagieuse par suite de circonstances diverses n'est pas toujours faite exactement, c'est pourquoi il serait préférable de ne jamais prendre possession d'un logement quelconque sans l'avoir fait mettre à neuf et lui avoir fait subir cette *désinfection* que je qualifierais de *préventive*. Combien de contagions de maladies transmissibles telles que fièvre typhoïde, tuberculose, diphtérie, variole, peut-être cancer, etc. pourraient être évitées par cette mesure si simple et en somme peu coûteuse !

Mais c'est surtout pour les villes des stations d'altitude et du littoral méditerranéen, dont la clientèle est en grande partie composée de tuberculeux, que cette pratique semble devoir s'imposer tout particulièrement. Nous pensons que la solution la plus pratique consisterait à faire déclarer obligatoire, par la Commission départementale d'hygiène, la désinfection de toute villa louée quel qu'en soit l'occupant. De cette façon la responsabilité du médecin serait dégagée sans qu'il ait même eu à faire une déclaration souvent pénible pour la famille.

Le nouvel habitant en versant au propriétaire le montant du loyer et de la désinfection pourrait constater par la présentation de la quittance de la désinfection précédente, qu'elle a bien été effectuée à son profit.

2° HYGIÈNE PUBLIQUE DES CAMPAGNES

De la Voirie.

La voirie, c'est-à-dire la partie de l'administration publique qui a pour objet l'entretien et la police des chemins et des rues, n'a été réellement organisée en France qu'après la Révolution, par les décrets de l'Assemblée constituante et le Code rural de 1791, qui créèrent la grande et la petite voirie, la prestation en nature ne fut établie que dans la suite par l'arrêté du 4 thermidor, an X.

La grande voirie comprend les routes nationales et départementales ainsi que leurs prolongements sous le nom de rues dans les villes et les villages. Sont encore considérés comme faisant partie de la grande voirie les chemins de fer, les fleuves, les rivières navigables ou flottables et les ports de mer.

A la petite voirie correspondent les chemins vicinaux et ruraux, les cours d'eau non navigables, en un mot, toutes les voies de communication qui n'ont pas été rangées dans la première catégorie.

Enfin dans chaque agglomération on distingue deux sortes de voiries, la voirie urbaine comprenant toutes les voies situées dans l'intérieur des villes et des villages, et la voirie rurale, les chemins vicinaux et ruraux.

A part Paris dont toutes les rues font partie de la grande voirie, les voies des villes ou des villages appartiennent les unes à la grande et les autres à la petite voirie.

Nous n'avons pas à insister sur l'importance que présente pour l'hygiène des campagnes le bon entretien de toutes ces voies de communication. En France, les routes sont en général bien entretenues et plantées d'arbres, et on a fait quelques tentatives pour se débarrasser des poussières soulevées par le passage des voitures et surtout des automobiles qui, en certaines contrées, les rendent presque inabordables pour les piétons. Il résulte des expériences faites en Suisse et en France que la poussière diminue dans une forte proportion après le goudronnage et surtout le pétrolage ; on a constaté également que le goudronnage a un pouvoir bactéricide beaucoup plus grand que le pétrolage, malheureusement dès que le goudron est dissous il perd cette propriété maîtresse.

Au point de vue de l'entretien, les chemins et les sentiers, qui relient entre eux les hameaux ou même simplement les fermes et les maisons isolées, sont dans un état d'infériorité notoire. Les municipalités, soucieuses de l'hygiène, doivent faire combler les ornières que les pluies transforment en flaques d'eau où sont entraînés le purin et les détritus de toute sorte. Elles doivent veiller à l'exécution du règlement qui interdit de jeter sur la voie publique, comme on est fort porté à le faire, des dépôts de toute nature et, en particulier, des petits animaux, morts de maladie, et des déchets organiques qui doivent être détruits par le feu ou tout au moins recouverts de chaux vive.

De l'alimentation en eau et de l'évacuation des déchets.

L'alimentation en eau d'une agglomération rurale peut être faite soit par une source, soit par un cours d'eau qui la traverse ou tout au moins coule à proximité.

Les eaux de source, c'est-à-dire celles qui sortent naturellement soit du flanc d'une colline, soit d'un champ sans le secours d'aucun travail artificiel, doivent être analysées pour s'assurer qu'elles sont potables. En général les eaux provenant de terrains siliceux sont préférables à celles qui sortent de terrains calcaires, ces dernières contenant souvent des matières organiques et même des microbes.

Lorsqu'une municipalité a capté les eaux provenant soit d'une source naturelle soit même d'un forage, elle doit les recueillir dans un bassin bien cimenté et les conduire au moyen d'une canalisation jusqu'à des bornes-fontaines réparties dans le village.

Quand un cours d'eau est devenu assez important pour avoir un écoulement régulier, il sert pour l'alimentation des agglomérations qu'il traverse, mais à la condition de ne pas être transformé comme c'est généralement le cas en un égout public, dans lequel on déverse non seulement des détritus de toutes sortes mais même les vidanges (1) ! Les lavoirs ainsi que les établissements industriels qui peuvent polluer l'eau doivent alors être installés en aval.

L'enlèvement des déchets dans les villages n'est pas, souvent, confié à un adjudicataire comme dans les villes. Chaque cultivateur porte lui-même les détritus dont il veut se débarrasser à un dépotoir déterminé. La municipalité doit veiller à ce que cet amoncellement d'engrais humains, de fumiers d'écuries ou d'étables et de déchets de toutes sortes, ne soit pas aux abords d'une route, d'un chemin rural ou d'exploitation. En général, on laisse les détritus

1. Dans son *Étiologie du cancer*, le Dr G. Viguès cite le cas d'un cancéreux qui, habitant en amont d'un petit cours d'eau, dans lequel il jetait ses linges souillés, avait contaminé successivement plusieurs personnes habitant en aval le long de ce même cours d'eau.

se consommer sur place et, au bout de six semaines à deux mois, on peut les prendre et s'en servir comme engrais. Ces dépôts présentent plus d'inconvénients par les matières liquides qu'elles contiennent que par leurs produits gazeux. Les odeurs qui se dégagent de ces tas en fermentation sont quelquefois gênantes pour le voisinage, mais les matières liquides en s'infiltrant dans le sol présentent un réel danger. En effet à la suite de pluies les parties solubles sont entraînées par les eaux et il se forme à la surface du sol de véritables mares. Il faut toujours éviter que ces dépotoirs soient dans le voisinage des sources ou des cours d'eau qu'ils peuvent contaminer soit par l'écoulement des liquides, soit par leur infiltration dans le sol. L'étendue de la zone d'infiltration variant naturellement suivant la nature géologique du sous-sol.

Rappelons, en passant, que le moyen le plus sûr de reconnaître les infiltrations par le sol consiste à mélanger au foyer de pollution de la fluorescéine et de la fuchsine acide, dont on retrouvera la trace dans l'eau suspectée, s'il y a lieu.

L'habitation rurale.

Il a été reconnu que la nature du sol sur lequel est construite une habitation a une grande importance sur la santé de celui qui l'habite. Les régions marécageuses, en particulier, sont dangereuses par les fièvres telluriques qu'elles engendrent et les terrains soumis à des inondations périodiques sont insalubres.

Les marais proviennent d'une déclivité naturelle du sol près d'un cours d'eau. Tantôt, ils sont couverts d'eau, d'autres fois, ils en sont simplement imprégnés et peuvent même, par moments, être complètement asséchés. Certains marais subsistent sans humidité extérieure apparente ; c'est ainsi que dans les terrains d'alluvion ou d'emprunt la croûte superficielle se dessèche, se crevasse et la végétation peut apparaître ; mais si on creuse, l'eau en suintant révèle la nature marécageuse du sol.

Lorsque la cause qui rend les terres humides est une retenue d'eau superficielle et peu profonde, il suffit, pour en effectuer l'assèchement, de pratiquer de simples rigoles dans le sens de la déclivité du terrain pour faciliter l'écoulement des eaux. Mais lorsqu'il s'agit de dessécher des couches profondes, le seul moyen est le drainage. Il consiste à creuser une série de fossés souterrains au fond desquels on dispose des tuyaux en terre cuite formant des canaux dans lesquels l'eau s'égoutte constamment et s'écoule vers la partie la plus déclive.

Un des points les plus discutés dans l'habitation rurale est celui de l'orientation. « En principe une maison ne doit pas être ouverte seulement d'un seul côté : l'éclairage pourrait en être suffisant, mais la ventilation en serait forcément incomplète. D'où, la nécessité de deux orientations, dont l'une est complémentaire de l'autre (1). » Quelques hygiénistes comme le Dr Pagès préfèrent l'est parce que la lumière est plus active et l'air plus sec, avec le nord comme orientation secondaire ; mais d'autres, particulièrement dans les pays du Nord, sont partisans de l'orientation sud. Nous devons reconnaître que les pièces exposées à l'est sont plus longtemps balayées par les rayons du soleil.

Quand le terrain choisi est absolument plat on élèvera la construction sur un remblai calculé de façon à ce que les eaux ne séjournent pas autour de la maison, mais s'écoulent avec une pente de 5 centimètres par mètre. Les règlements d'hygiène communaux recommandent, lorsque les maisons n'ont pu être élevées sur caves, de les construire sur une couche isolante et de maintenir les pièces du rez-de-chaussée à 0 m. 30 du sol pour n'avoir pas à redouter l'humidité. Toujours, pour la même raison, les murs exposés aux pluies et vents dominants seront recouverts d'une couche de ciment.

Les dimensions des pièces sont calculées de

1. Dr C. Pagès. *L'Hygiène pour tous.*

façon que le cube d'air par habitant varie de 30 à 40 mètres. Nous devons reconnaître qu'il descend parfois à 6 en certaines régions de la France.

Dans un grand nombre d'habitations rurales la ventilation est défectueuse et les pièces sont mal éclairées par suite des dimensions exiguës données aux fenêtres qui sont en quantité insuffisante. D'après le Dr Proust, il existe en France 219.270 maisons dépourvues de fenêtres et 1.656.636 maisonnettes qui n'ont que deux ouvertures et ce sont ces maisons, les plus mal aménagées, qui renferment le plus grand nombre d'habitants. En présence de ces faits, on peut se demander pourquoi l'État n'a pas encore supprimé l'impôt des portes et fenêtres qui est la cause pour laquelle on diminue le nombre des baies, si utiles cependant à la santé et au bien-être !

Le chauffage, qui se faisait autrefois exclusivement au bois dans de grandes cheminées nécessaires pour remédier à l'aération souvent défectueuse des pièces, tend à se transformer. Les poêles et les cuisinières en fonte sans hotte d'aération ont fait leur apparition dans les campagnes où le charbon se substitue insensiblement au bois.

Les règlements sanitaires interdisent les couvertures en chaume par crainte des incendies. Le sol en terre battue est également prohibé, il doit être recouvert d'un dallage, carrelage ou parquet posé sur une couche de béton.

Lorsque, à proximité des habitations, on rencontrera dans le sol une nappe d'eau peu profonde on l'utilisera au moyen de puits.

Ces derniers sont réglementés par l'article 9 du Règlement sanitaire communal ainsi conçu :

« Les puits seront fermés à leur orifice ou garantis par une couverture surélevée.

« Leur paroi de pierre ou brique sera hourdée en mortier de chaux hydraulique ou de ciment Elle devra surmonter le sol de 50 centimètres au moins et être recouverte d'une margelle en pierre dure.

« Les puits seront protégés contre toute infiltration d'eaux superficielles par l'établissement d'une aire en maçonnerie bitumée, large d'environ 2 mètres, hermétiquement rejointe aux parois des puits et légèrement inclinée du centre vers la périphérie. Ils seront placés à une distance convenable des fosses à fumier et à purin, des mares et des fosses d'aisance. L'eau sera puisée à l'aide d'une pompe ou avec un seau qui restera constamment fixé à la chaîne. Ils seront nettoyés ou comblés si l'autorité sanitaire le juge nécessaire. »

Dans les régions où ces nappes souterraines font défaut, on fera usage de l'eau de pluie recueillie par les toitures et amenée dans une citerne où elle subit une auto-purification en passant au travers d'un filtre de gravier. Au centre de la citerne se trouve un puits en maçonnerie alimenté en eau filtrée par la partie inférieure.

La première eau de pluie qui tombe sur la toiture et la lave doit être rejetée car elle contient des impuretés. Ces eaux renferment une grande quantité de gaz en dissolution (oxygène, acide carbonique, azote) et pendant les pluies d'orage des nitrates. En général ces eaux peuvent être considérées comme pures et bien aérées. Le plomb doit être utilisé le moins possible dans les toitures car il se forme des hydrocarbonates de plomb qui peuvent rester en dissolution dans l'eau et la rendre toxique.

Lorsque, dans une contrée, on n'a aucun autre moyen pour se procurer de l'eau que de recourir aux mares, il faut le faire, mais avec la plus grande réserve, car cette eau contient beaucoup de bactéries, d'algues et de plantes aquatiques. Il est indispensable de la filtrer, mais malgré cela, elle conserve toujours un goût très désagréable.

On devrait n'avoir dans les habitations rurales que des filtres du système Chamberland portatif fonctionnant sans pression comme celui décrit page 83, malheureusement ce filtre est encore peu répandu et on se sert encore des fontaines avec cloison filtrante, quoiqu'elles aient été reconnues comme tout à fait insuffisantes dans bien des cas.

Les éviers des cuisines doivent toujours avoir un siphon sur le tube de dégagement qui aboutit soit à un seau placé sous l'évier, soit à un puisard à l'extérieur.

Les maisons qui possèdent des W. C. avec fosse sont l'exception à la campagne ; en général, les cabinets sont dans la cour et les matières sont reçues dans des fosses mobiles, tinettes ou seaux. Chaque fois que les cabinets seront à l'intérieur et que les matières devront être déversées directement sur la fosse à purin, il sera indispensable de munir la conduite d'évuacation d'un siphon pour que les mauvaises odeurs ne remontent pas dans l'intérieur de l'habitation.

Les fumiers sont placés sur des plates-formes mobiles et les purins recueillis dans des fosses en maçonnerie bien étanches. Parfois l'emplacement destiné au fumier est entouré d'un petit mur et surmonté d'une toiture.

Les puits et citernes ne devront jamais être placés dans le voisinage des fosses et des fosses à purin par crainte d'infiltration.

Des cimetières de campagne.

Primitivement et par une tolérance toute spéciale, les corps des évèques, prieurs et châtelains furent ensevelis dans les églises puis dans leur voisinage immédiat, qui finit avec le temps par se transformer en un véritable cimetière placé autour de l'église c'est-à-dire au centre du village. Si les émanations qui s'en dégagent ne peuvent être que désagréables pour l'odorat, il n'en est pas de même des infiltrations qui sont dangereuses lorsqu'il existe des sources ou des puits à proximité.

Il a donc été interdit d'établir des cimetières dans les environs des sources et des puits ou à une distance des maisons inférieure à 100 m.

Les municipalités s'efforcent actuellement de les transporter en dehors des villages.

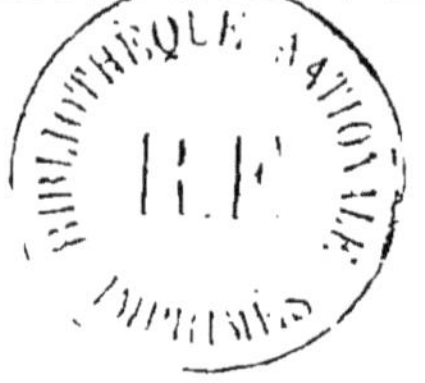

TABLE DES MATIÈRES

Mayenne, Imprimerie Ch. COLIN.

www.ingramcontent.com/pod-product-compliance
Ingram Content Group UK Ltd.
Pitfield, Milton Keynes, MK11 3LW, UK
UKHW020344230726
13925UKWH00003B/954